PRÉCIS

D'AUSCULTATION

TRAVAUX DU MÊME AUTEUR

Indications cliniques fournies par la pupille : — Thèse pour le doctorat; broch. in-8 de 121 pages : Paris, 1879.

Description d'une nouvelle pile électrique : — *in* journal *l'Électricien*, Paris, 1er avril et 1er mai 1883.

Médecine et thérapeutique rationnelles : — 1 volume in-18 de 432 pages, avec figures. J.-B. Baillière, Paris, 1884.

Médecine antiseptique : — Mémoire récompensé par l'Académie de médecine (Mention honorable, 1885).

Projet de création d'un observatoire sur le Mézenc : — Broch. de 20 pages, imprimerie Marchessou, Le Puy, 1885.

Esquisse d'une méthode pour la vérification clinique des médicaments. Broch. in-18 de 200 pages.

De l'aspiration clinique des gaz intestinaux : — Mémoire de 60 pages, *in* Académie de médecine, 16 mars 1886.

Cinq applications nouvelles de la seringue de Pravaz; — Mémoire de 80 pages, *in* Académie de médecine, 6 juin 1886.

Étude de psychologie; — Empoisonnement par le varaire; — Essai des alcools; — Éclairage de la ville du Puy à l'électricité; — Rapports sur une maladie des veaux, spéciale à la Haute-Loire : — *in* Tomes IV et V des *Mémoires de la Société agricole et scientifique de la Haute-Loire.*

Note sur la réorganisation de l'hygiène publique en France. — Académie de médecine, séance du 25 janvier 1887.

Origine d'une épidémie de croup : — Mémoire récompensé par l'Académie de médecine (Médaille de bronze pour le service des Épidémies en 1887).

Cinq mémoires sur la vaccine, récompensés par le Ministre de l'Intérieur (Médailles d'argent pour les années 1882-1883-1886 et 1887 ; médaille d'or en 1888).

Étude sur le réflexe auditivo-palpébral : — Mémoire de 110 pages, *in* Académie de Médecine : 19 août 1890.

L'influenza au Puy en 1890 : — Mémoire de 600 pages (Médaille d'argent du Ministère de l'Intérieur).

La vaccine et la variole au Puy en 1890 (Prix de vaccine à l'Académie de Médecine, 1890).

5311-93. — CORBEIL. Imprimerie CRÉTÉ.

PRÉCIS D'AUSCULTATION

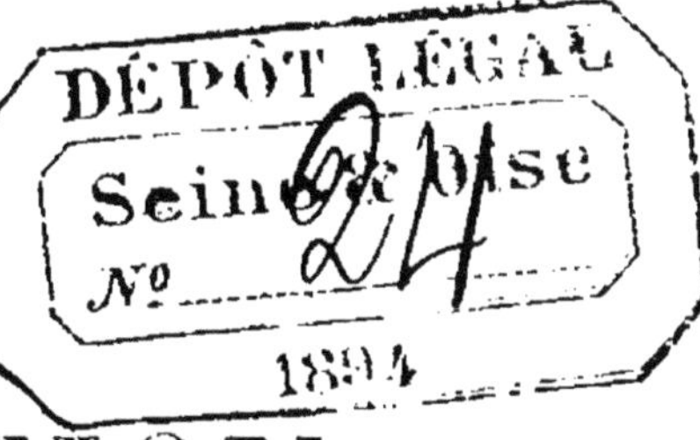

PAR

Le Dr COIFFIER (du Puy)

LAURÉAT DE L'ACADÉMIE DE MÉDECINE

TROISIÈME ÉDITION

REVUE ET AUGMENTÉE

Avec 93 figures coloriées, intercalées dans le texte.

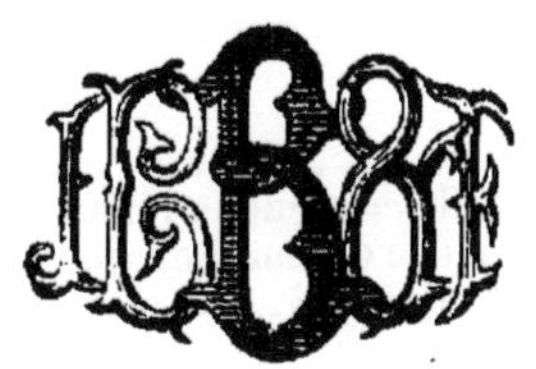

PARIS

LIBRAIRIE J.-B. BAILLIÈRE ET FILS

19, rue Hautefeuille, près du boulevard Saint-Germain

1894

TABLEAU DES SIGNES

Craquements, symptôme de phthisie................

Expiration prolongée, signe également de phthisie....

Frottements (pleurésie sèche).........................

Râles secs ou sonores (bronchite à sa 1re période).
- Sibilants (bronchite des petites bronches).....................
- Ronflants (bronchite des grosses bronches).....................

Râles muqueux ou sous-crépitants (bronchite à sa 2me période)....
- Fins (bronchite des petites bronches).
- Moyens (bronchite des moyennes bronches)......................
- Gros (bronchite des grosses bronches)....................

Râles crépitants, caractéristiques de la pneumonie.....

Souffle (pneumonie pleurésie)......................

Signes cavitaires — gargouillement, souffle caverneux ou amphorique, voix caverneuse ou amphorique, etc. (phthisie à sa 3me période)............

Voix chevrotante ou égophonie (pleurésie)............

Sonorité normale à la percussion, en jaune............

Sonorité exagérée (tympanisme), en rouge............

Sonorité diminuée (submatité ou matité), en bleu......

PRÉCIS
D'AUSCULTATION

L'auscultation est l'action d'appliquer l'oreille sur le corps d'un malade, pour écouter les bruits qui se font entendre dans son intérieur et en tirer des conclusions sur la nature des maladies des organes profonds.

En représentant ces bruits, comme le faisait Lasègue, par des signes particuliers tels que ceux inscrits dans le tableau qui précède, il est facile de composer des figures simples et méthodiques qui, mieux que tous les raisonnements et les longues descriptions, fixent dans l'esprit la *nature*, le *siège*, l'*étendue* et la *marche* des lésions dans chaque affection.

Nous allons étudier successivement, sous ce point de vue qui est nouveau, l'*auscultation des poumons*, celle du *cœur*, et celle des autres *organes*.

PREMIÈRE PARTIE

AUSCULTATION DES POUMONS

CHAPITRE PREMIER

GÉNÉRALITÉS.

ARTICLE Iᵉʳ. — SITUATION DES POUMONS.

Les poumons (fig. 1 et 2) occupent presque toute l'étendue de la poitrine et, situés de chaque côté du cœur, s'étendent, de haut en bas, depuis le sommet des épaules jusqu'au diaphragme *abcd*, et, d'avant en arrière, du sternum à la colonne vertébrale.

Leur partie supérieure est désignée sous le nom de *sommet*, leur partie inférieure sous celui de *base*.

ARTICLE II. — AUSCULTATION A L'ÉTAT NORMAL.

Lorsqu'on ausculte, au niveau des poumons, la poitrine d'une personne qui se porte bien, en entend, à chaque respiration, une sorte de bruit léger

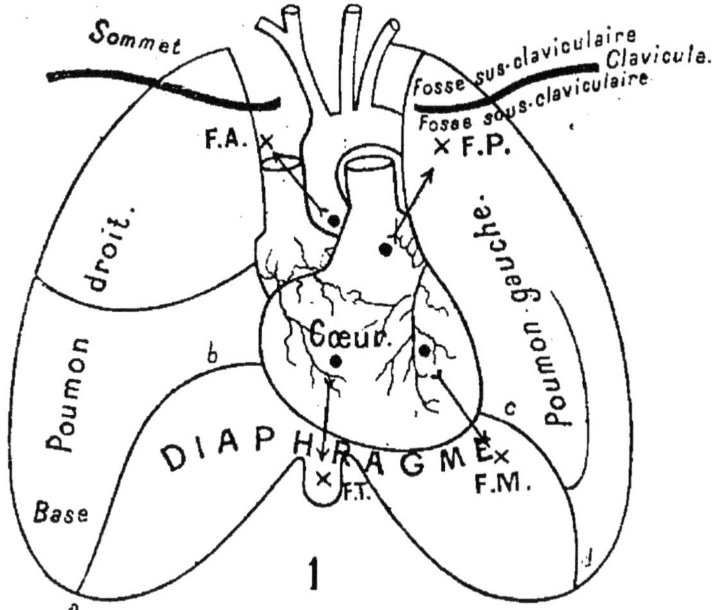

Fig. 1. — Poumons, face antérieure.

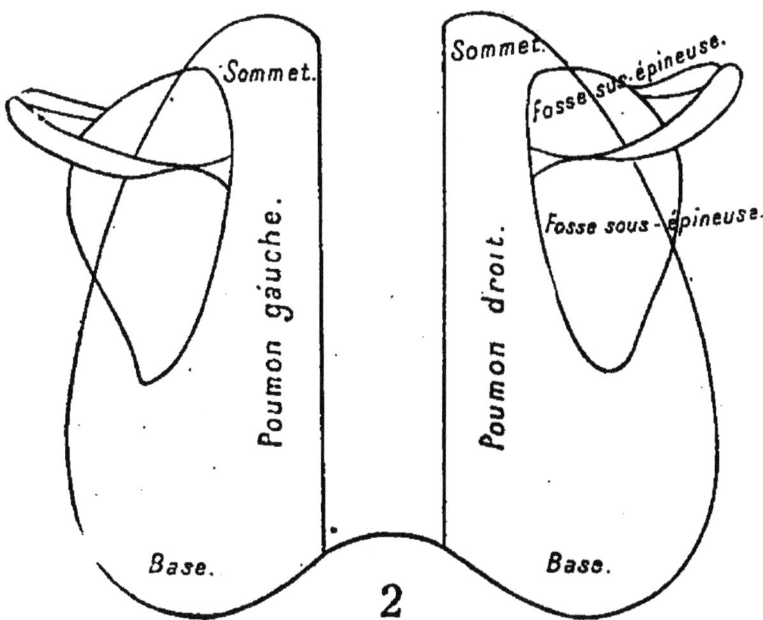

Fig. 2. — Poumons, face postérieure.

(*murmure respiratoire*), analogue à celui que produit une personne dormant d'un sommeil paisible, et composé de deux bruits secondaires bien distincts :

Le premier (*bruit de l'inspiration*) est doux, moelleux, aspiratif, trois fois plus long et plus fort;

Le second (*bruit de l'expiration*) est au contraire très faible, très court et à peine perceptible.

Le mot UUU — U, dont la première syllabe, à plusieurs U, correspond à l'inspiration, et la seconde, à un seul U, à l'expiration, donne, lorsqu'on le prononce à voix basse, une idée assez exacte du bruit respiratoire naturel.

ARTICLE III. — AUSCULTATION A L'ÉTAT MORBIDE.

Dans la maladie, on entend d'autres bruits, qui ont reçu chacun un nom spécial et qui indiquent immédiatement au médecin à quelle lésion il a affaire. Ces bruits sont tous produits par des modifications particulières imprimées par la maladie au *murmure respiratoire*, qui peut être :

— Diminué d'intensité : *faiblesse ou absence de la respiration;*

— Altéré dans son rhythme : *expiration prolongée;*

— Modifié dans son timbre : *souffle tubaire; souffle caverneux; souffle amphorique;*

— Rendu sonore ou sifflant : *râles secs, sibilants ou ronflants;*

— Entendu humide et mouillé : *râles crépitants; râles sous-crépitants; râles caverneux* (gargouillement);

— Masqué par des bruits étrangers : *frottements, craquements;*

— Ou couvert par la voix, quand on fait parler le malade : *voix chevrotante; voix caverneuse; voix amphorique.*

Nous allons étudier séparément ces *quatorze* signes auscultatifs, qui donnent, à eux seuls, la clef de toute l'auscultation pulmonaire.

§ 1ᵉʳ. — Faiblesse ou absence de la respiration.

Quelquefois l'oreille n'entend absolument rien au point ausculté, ou un murmure respiratoire très faible et à peine sensible : U — u, U — u.

Ceci indique — ou que le murmure respiratoire se produit avec moins d'intensité dans le tissu pulmonaire (tuberculose au début), — ou qu'il est transmis moins complètement à l'oreille par suite d'un obstacle (présence d'un liquide dans la plèvre).

On peut être certain : — d'une *tuberculose commençante*, si le point ausculté est le sommet du poumon (voy. fig. 52, p. 71). — d'un *épanchement pleural*, si c'est la base (voy. fig. 44, p. 63).

§ 2. — **Expiration prolongée.**

Quand le bruit de l'expiration est aussi long que celui de l'inspiration, que le murmure respiratoire naturel UUU — U devient UUU — UUU, c'est-à-dire que sa deuxième syllabe acquiert la même longueur que la première, on dit qu'il y a *expiration prolongée.*

Or, si l'air sort plus difficilement du poumon, cela provient — ou bien de ce qu'il est chassé, avec moins de force, par les cellules pulmonaires privées de leur élasticité normale (emphysème), — ou bien de ce qu'il rencontre un obstacle à son passage dans les ramifications bronchiques (saillies tuberculeuses à l'intérieur de celles-ci).

L'expiration prolongée indique — un *emphysème*, si son siège est en avant de la poitrine, avec sonorité exagérée (voy. fig. 25, p. 45) ; — une *tuberculose*, au contraire, si son siège est au sommet, avec sonorité diminuée (voy. 53 et 54, p. 73).

§ 3. — **Souffle tubaire (respiration bronchique ou tubaire, souffle proprement dit).**

Lorsque le murmure respiratoire, ordinairement doux et moelleux, prend un ton élevé et devient intense *à ses deux temps*, on dit qu'il y a *souffle tubaire.* Aspirez puis soufflez fortement, à plusieurs reprises, à travers le tube d'un stéthoscope, et vous aurez la reproduction exacte du bruit de souffle, tel qu'on l'entend en auscultant : FFFUUU — EUEU, FFFUUU — EUEU.

Le souffle est attribué à une augmentation de densité du tissu pulmonaire (devenu ainsi meilleur conducteur du murmure respiratoire bronchique), — soit que cette augmentation de densité provienne de l'affaissement, par compression, des parties les plus souples de l'organe (épanchement pleural), — soit qu'elle résulte d'une induration spéciale du tissu pulmonaire lui-même (pneumonie).

Le médecin doit penser — à une *pleurésie,* si le souffle est faible, profond, tremblotant, peu distinct, et n'est proportionné ni à l'intensité, ni à l'étendue de la matité thoracique (voy. fig. 46, p. 65); — à une *pneumonie,* au contraire, s'il est intense, superficiel et perçu dans toute l'étendue de la matité (voy. fig. 38, p. 57).

§ 4. — **Souffle caverneux (respiration caverneuse).**

Quelquefois, en auscultant, on perçoit, à la place du murmure respiratoire normal, UUU — U, qui est léger et très doux, un bruit fort et creux, à timbre légèrement métallique, semblable au bruit qu'on obtient en inspirant et en expirant avec force dans ses deux mains disposées en **cavité**, c'est-à-dire en une sorte de cornet : c'est ce qu'on appelle le *souffle caverneux* : OUOUOU — OU, OUOUOU — OU.

Le souffle caverneux est l'indice certain d'une *excavation pulmonaire* communiquant avec les bronches.

Il indique une *caverne tuberculeuse*, s'il siège au sommet et chez un jeune sujet (voy. fig. 62, p. 81); — une dilatation bronchique, s'il a son siège en avant et existe chez un vieillard (voy. fig. 19, p. 39).

§ 5. — Souffle amphorique (respiration amphorique).

Parfois le murmure respiratoire UUU — U est remplacé par le souffle dit *amphorique*, c'est-à-dire par un bruit retentissant, AAANN — AOUOU, à timbre creux et métallique, analogue à celui qu'on obtient en soufflant dans une amphore ou grande cruche. Aspirez puis soufflez dans une carafe à goulot étroit et à parois résonnantes et vous aurez l'impression exacte de ce qu'est le souffle amphorique.

Ce souffle se lie toujours à l'existence, dans la poitrine, d'une cavité anormale et de grandes dimensions.

Il indique presque infailliblement : — un *pneumo*

thorax, avec communication avec les bronches
(voy. fig. 66, p. 87) ; — ou une très vaste *caverne*,
ordinairement tuberculeuse (voy. fig. 62, p. 81).

§ 6. — Râles secs ou sonores.

Le murmure respiratoire est souvent voilé, à un
ou à ses deux temps, par des piaulements, ou des
ronflements, qui existent isolément ou ensemble
et qu'il suffit d'avoir entendus une seule fois pour
les distinguer immédiatement de tous les autres
bruits. Ces piaulements, PIIII et ces ronflements
RRROOU, constituent les *râles secs ou sonores.*

Laënnec, l'inventeur de l'auscultation, attribuait
la production de ces râles au passage de l'air à
travers de petits rétrécissements bronchiques produits, soit par l'accumulation de mucosités, soit
par de légers gonflements congestifs et irréguliers
de la muqueuse.

Les râles secs sont le signe certain d'une *bronchite* (*aiguë*, *tuberculeuse* ou *autre*) à sa première
période ou période congestive. Ils indiquent — que
l'inflammation occupe les petites bronches, quand
ils sont fins et aigus : PIIII, PIIII (râles sibilants,
voy. fig. 12, p. 31) ; — qu'elle est au contraire localisée sur les grosses bronches, quand ils sont
gros et sourds : RRROOU, RRROOU (râles ronflants, voy. fig. 4, p. 23).

§ 7. — Râles crépitants.

L'oreille perçoit, *à l'inspiration*, une sorte de crépitation très fine, à bulles très nombreuses, égales, légèrement humides, éclatant par *bouffées*, par *fusées* et remplissant, chaque fois, à peu près tout le premier temps de la respiration, jamais le second.

Le murmure respiratoire normal, UUU-U, devient KKKRR-U, KKKRR-U.

Prenez une mèche de cheveux, au-devant de votre oreille, froissez-la légèrement entre vos doigts et vous aurez, pour toujours, une notion nette ou, au moins, une image très ressemblante de ce qu'on entend, en auscultation, par râles crépitants.

Il est admis que ceux-ci sont produits par le passage de l'air à travers des liquides contenus dans les vésicules pulmonaires (Barth et Roger).

Ces râles constituent le signe caractéristique de la *pneumonie* à sa période de congestion, pneumonie — qui est *simple*, si elle siège à la base (voy. fig. 36, p. 55); — souvent *tuberculeuse*, si c'est au sommet.

§ 8. — Râles sous-crépitants ou muqueux.

On entend, aux deux temps de la respiration, à

l'inspiration comme à l'expiration (ce qui les dif-
férencie des râles crépitants), une sorte de bruit,
humide et mouillé, analogue à celui qui serait
produit par l'éclatement brusque d'innombrables
bulles liquides extrêmement petites : GLGLGL-GL.
Qu'on se figure le bruit que l'on fait en soufflant,
c'est-à-dire en inspirant et expirant doucement,
dans de l'eau, à travers un tout petit tube, et l'on
aura une image très rapprochée des râles muqueux ou sous-crépitants. Ceux-ci, selon la gros-
seur de leurs bulles, que l'oreille s'habitue très
vite à reconnaître, peuvent être distingués en *fins,
moyens* et *gros*.

Les râles sous-crépitants se produisent lorsqu'il
existe dans les bronches des liquides, tels que des
mucosités, du sang ou du pus et que l'air, pendant
l'inspiration et l'expiration, traverse ces liquides
en formant des bulles (Barth et Roger).

Ils indiquent — la *phthisie à la période de ramollissement*, s'ils siègent au sommet (voy. fig. 57,
p. 77) ; — *une bronchite à sa deuxième période ou
période de sécrétion*, si leur prédominance est à la
base. Dans ce dernier cas, le volume des râles sert
à indiquer le siège de la bronchite dans les diverses
sections de l'arbre aérien : le sous-crépitant fin
annonce l'inflammation des petites bronches (fig. 14,
p. 33) ; le moyen, l'inflammation des bronches

moyennes (fig. 20, p. 39); le gros, celle des grosses bronches (fig. 6, p. 25).

§ 9. — **Râle caverneux** (**gargouillement**).

C'est un bruit de *glou-glou* analogue à celui que l'on détermine en soufflant et en aspirant fortement, et, à plusieurs reprises, dans de l'eau de savon avec un tube d'un gros calibre. Il s'entend pendant l'inspiration ou l'expiration et souvent dans toutes deux et s'accompagne de *souffle caverneux*, qui le fait immédiatement reconnaître.

Il tient à l'existence, dans le poumon, d'une cavité anormale contenant en même temps du liquide et de l'air et communiquant avec les bronches.

Il est le signe certain — d'*une caverne pulmonaire*, s'il siège au sommet (fig. 59, p. 79); — d'*une dilatation bronchique,* s'il occupe un autre point (fig. 20, p. 39).

§ 10. — **Frottements**.

Quelquefois l'oreille perçoit, à un ou aux deux temps de la respiration, des bruits très superficiels, rugueux, inégaux (RRRA-RRA), semblant accompagner les mouvements d'ascension et de descente du thorax : ce sont des frottements. Ceux-ci s'imitent parfaitement, disent Barth et Roger, lorsque, appliquant la paume de la main gauche sur l'oreille, l'on vient à frotter lentement sur le dos des articulations métacarpo-phalangiennes, avec la pulpe des doigts de la main droite. Ils offrent tous les degrés entre le simple frôlement et le râclement.

Ils sont produits par le dépoli et les rugosités des surfaces pleurales, glissant l'une sur l'autre, pendant les mouvements respiratoires.

Ils indiquent toujours une *p'eurésie sèche — simple*, s'ils siègent à la base (fig. 50, p. 69); — *tuberculeuse*, s'ils sont au sommet (fig. 54, p. 73).

§ 11. — Craquements.

Ils consistent, comme leur nom l'indique, en une sorte de petits craquements peu nombreux, *inégaux*, légèrement humides, localisés au sommet et se manifestant au premier ou aux deux temps de la respiration : KRRAKRIK-KRRR.

Ils participent du frottement et du râle souscrépitant, d'avec lesquels on ne parvient à les distinguer que par une grande habitude de l'auscultation.

On explique leur présence par la fonte de tubercules arrivés à la période de ramollissement.

Ils sont toujours l'indice d'une *phthisie confirmée* (fig. 56, p. 75).

§ 12. — **Voix chevrotante ou égophonie.**

La voix du malade, quand on le fait parler en l'auscultant, revêt un caractère grêle, aigu, tremblotant et saccadé, qui la fait ressembler à la voix d'une chèvre ou de *Polichinelle :* cette voix bien connue d'une personne qui parle en se serrant fortement les narines.

Laënnec attribue ce son vocal à la transmission de la voix à travers une couche mince et tremblotante de liquide.

Cette explication paraît exacte, car la voix chevrotante est l'indice certain d'un *épanchement liquide* dans la plèvre : pleurésie, hydrothorax (voy. fig. 46, p. 65).

§ 13. — **Voix caverneuse ou pectoriloquie.**

A l'auscultation, la voix du malade paraît creuse, comme celle du ventriloque, semble retentir dans un espace creux, et l'on croirait qu'il y a dans la poitrine une caverne qui parle et articule. Auscultez, au moyen du stéthoscope, le larynx d'une personne saine qui parle, et vous aurez une idée nette et exacte de ce qu'on entend par *voix caverneuse.*

Celle-ci nécessite forcément, pour se produire, la présence dans le poumon d'une cavité anormale.

Elle est le signe d'une *caverne* de moyenne grandeur et coexiste ordinairement avec le râle ou le souffle caverneux.

§ 14. — Voix amphorique.

On croirait que le malade, que l'on ausculte, parle à travers l'ouverture d'une grande cruche : cette comparaison est caractéristique et donne une idée nette de ce qu'est la voix amphorique : AOUOU.

Celle-ci nécessite, pour se manifester, la présence dans la poitrine d'une très grande excavation.

Elle annonce, de même que le souffle amphorique, — soit un *pneumo-thorax* (fig. 32. p. 51); — soit une très vaste *caverne pulmonaire* (fig. 62, p. 81).

ARTICLE IV. — RÉSUMÉ SYNOPTIQUE.

BRUITS PERÇUS.	SIÈGE DE CES BRUITS.		MALADIES QU'ILS INDIQUENT.
Respiration normale : UUU-U..........	Toute l'étendue de la poitrine.......		Intégrité de l'appareil respiratoire.
Faiblesse du murmure respiratoire U-u ou son absence complète...............	Sommet...........................		Phthisie commençante.
	Base..............................		Epanchement pleural.
Expiration prolongée : UUU-UUU.......	Sommet...........................		Phthisie commençante.
	Bord antérieur....................		Emphysème.
Souffle tubaire : FFFUUU-EUEU.......	Ordinairement à la base.	Profond....	Pleurésie.
		Superficiel..	Pneumonie.
Souffle caverneux : OUOUOU-OU.......	Sommet.........................		Caverne tuberculeuse.
	Bord antérieur...................		Dilatation bronchique.
Souffle amphorique : AAANN-AOUOU...	Sommet........................		Grande caverne tuberculeuse.
	Base...........................		Pneumo-thorax.
Râles secs : RRROOU et PIIII.........	Disséminés partout.	Gros : RRROOU.	Bronchite des grosses bronches (1re période).
		Petits : PIIII....	Bronchite des petites bronches (1re période).
Râles crépitants : KKKRR-U..........	Ordinairement la base............		Pneumonie.
Râles sous-crépitants : GLGLGL-GL.....	Sommet..........................		Phthisie à la période de ramollissement.
	Base............................		Bronchites à la 2me période.
Râle caverneux : GLOU-GLOU........	Sommet..........................		Caverne tuberculeuse.
	Autre point.....................		Dilatation bronchique.
Frottements : RRRA-RRA.............	Sommet..........................		Pleurésie tuberculeuse.
	Base............................		Pleurésie sèche.
Craquements : KRRAKRIK-KRRR......	Toujours le sommet...............		Phthisie à la période de ramollissement.
Voix chevrotante ou de Polichinelle.....	Toujours la base..................		Epanchement pleurétique.
Voix caverneuse ou de Ventriloque......	Sommet.........................		Caverne tuberculeuse.
	Autre point.....................		Dilatation bronchique.
Voix amphorique : AOUOU...........	Sommet.........................		Grande caverne tuberculeuse.
	Base............................		Pneumo-thorax.

Le *Tableau des signes* que nous avons placé à la première page de ce livre, pour que le lecteur puisse le consulter plus facilement, indique, en regard des principaux bruits auscultatifs, les signes graphiques au moyen desquels nous nous proposons de représenter ces bruits dans le courant de ce travail.

CHAPITRE II

Étant connus les principaux bruits que l'on entend dans un poumon malade, on peut diviser les maladies pulmonaires en trois classes, — se basant sur la qualité du son que rend le poumon lorsqu'on le percute au niveau du point lésé :

1° Les maladies où le point lésé présente la sonorité naturelle. Je les représenterai sur un fond jaune ;

2° Celles où le point malade offre, à la percussion, le son d'un tonneau vide (*tympanisme*), c'est-à-dire une sonorité exagérée. Je les dessinerai sur un fond rouge ;

3° Celles enfin où la partie atteinte résonne comme un tonneau plein (*matité*), c'est-à-dire où la sonorité naturelle est diminuée ou abolie. Je les placerai sur un fond bleu.

ARTICLE Ier. — MALADIES PULMONAIRES A SONORITÉ
NATURELLE.

Ce sont : le *rhume*, la *bronchite aiguë*, la *bronchite capillaire*, la *bronchite chronique*, la *dilatation des bronches* et la *coqueluche*.

§ 1er. — Rhume.

Le rhume est l'inflammation des grosses bronches. C'est une bronchite extrêmement légère, qui comprend deux périodes :

Une première, dite *de congestion ;*

Une seconde, dite *de sécrétion.*

I. — *Première période ou période de congestion.*

La première période est caractérisée par :

— Une sonorité normale dans toute la poitrine ;

— Et quelques gros râles secs ou ronflants (ronflements), sensibles surtout vers la partie moyenne des poumons, au niveau des grosses bronches (fig. 3 et 4) : RRROOU, RRROOU. Souvent ce n'est que dans les quintes de toux du malade qu'on les perçoit.

Symptômes cliniques. — Le malade ne tousse que depuis quelques jours seulement ; sa toux est sèche et procède par quintes ; il n'expectore que quelques rares crachats transparents ; n'a pas de fièvre ; pas de symptômes généraux.

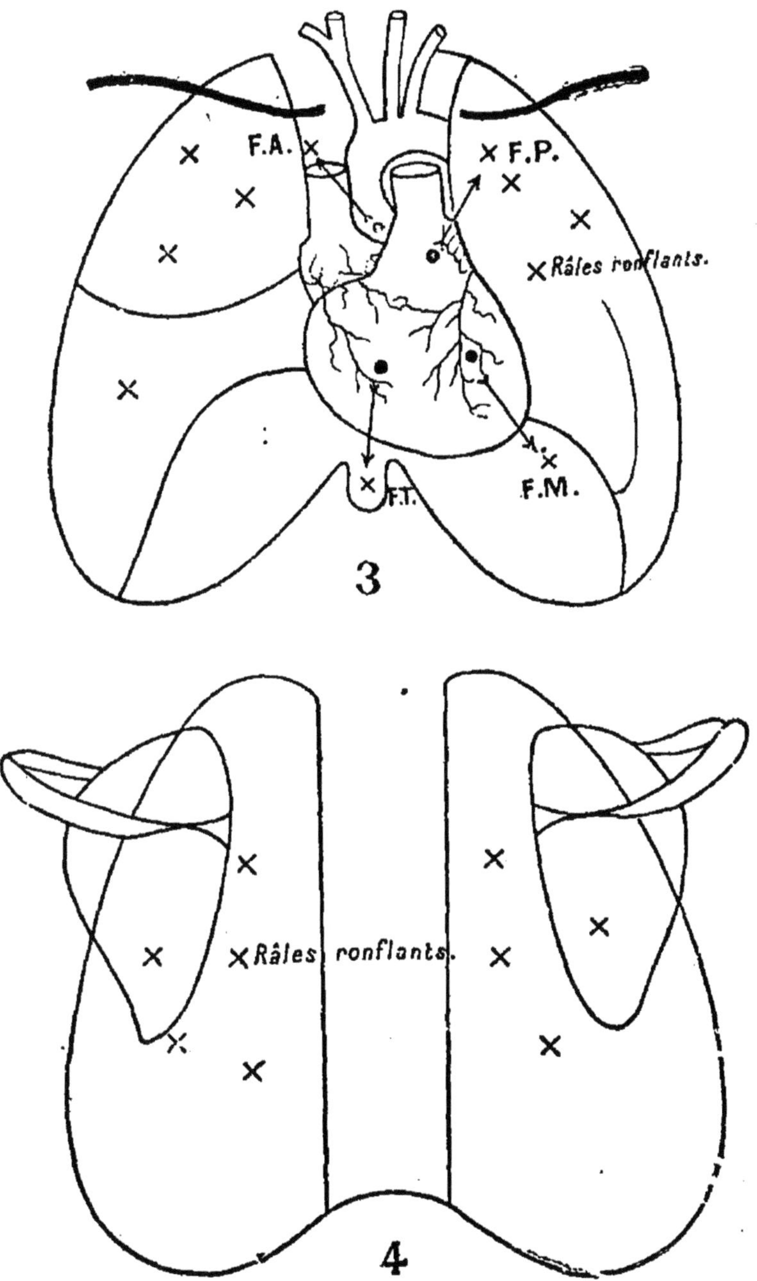

Fig. 3 et 4. — Rhume. Première période ou période de
congestion.

II. — Seconde période ou période de sécrétion.

La seconde période a pour caractères :

— Une sonorité normale de la poitrine, dans toute son étendue, comme dans la première période ;

— Quelques gros râles muqueux très rares, GLGLGL - GL, GLGLGL - GL, sensibles surtout quand on fait tousser le malade ;

— La localisation de ces râles vers la partie moyenne du poumon (fig. 5 ou 6) au niveau des grosses bronches. Il faut ausculter dans la région sternale ou, en arrière, au milieu du dos, de chaque côté de la colonne vertébrale, pour bien les percevoir.

Symptômes cliniques. — Le malade a des quintes de toux, comme dans la première période, mais sa toux perd son caractère de sécheresse pour devenir *grasse* et humide ; il expectore, plus ou moins facilement, de nombreux crachats épais, opaques, jaunâtres ; il n'a pas de fièvre ; pas de symptômes généraux.

La durée totale de la maladie varie entre huit et quinze jours.

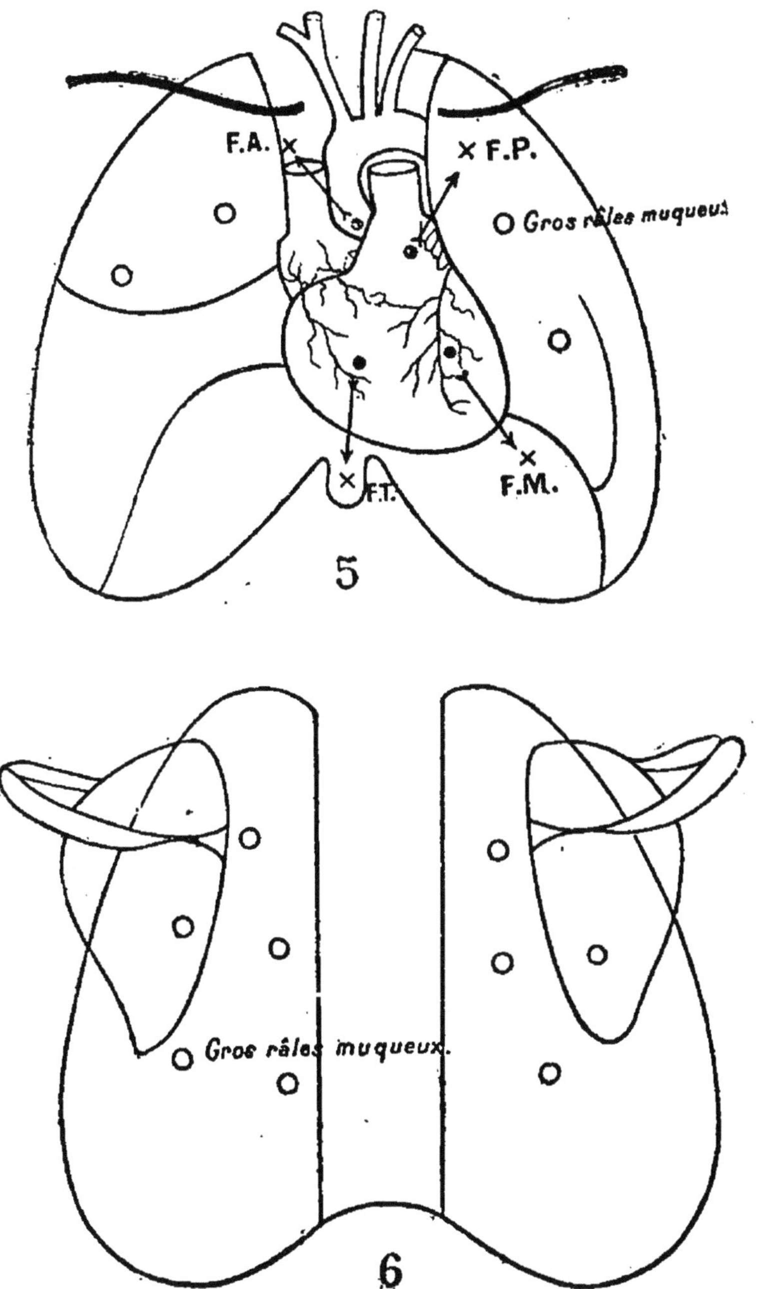

Fig. 5 et 6. — Rhume. Seconde période ou période de sécrétion.

§ 2. — Bronchite aiguë,

La bronchite aiguë ou inflammation des moyennes bronches a, comme le rhume, deux périodes :
Une première dite *congestive;*
Une seconde ou *période de sécrétion.*

I. — *Première période ou période congestive.*

La première période a pour signes (fig. 7 et 8) :
— Une sonorité normale partout ;
— Des râles secs nombreux, sibilants et ronflants : PIIII, RRROOU ;
— La dissémination de ces râles aux deux poumons, dans toutes leurs parties, mais avec prédominance aux bases.

Symptômes cliniques. — Au début de la bronchite aiguë, la toux est sèche, quinteuse, pénible ; l'expectoration est presque nulle ou ne se compose que de quelques crachats blanchâtres et transparents ; le malade éprouve une constriction légère derrière le sternum ou entre les épaules, a quelques frissons fugaces assez légers, un peu de courbature, de l'inappétence, un pouls un peu fréquent, une température entre 38 et 39 degrés.

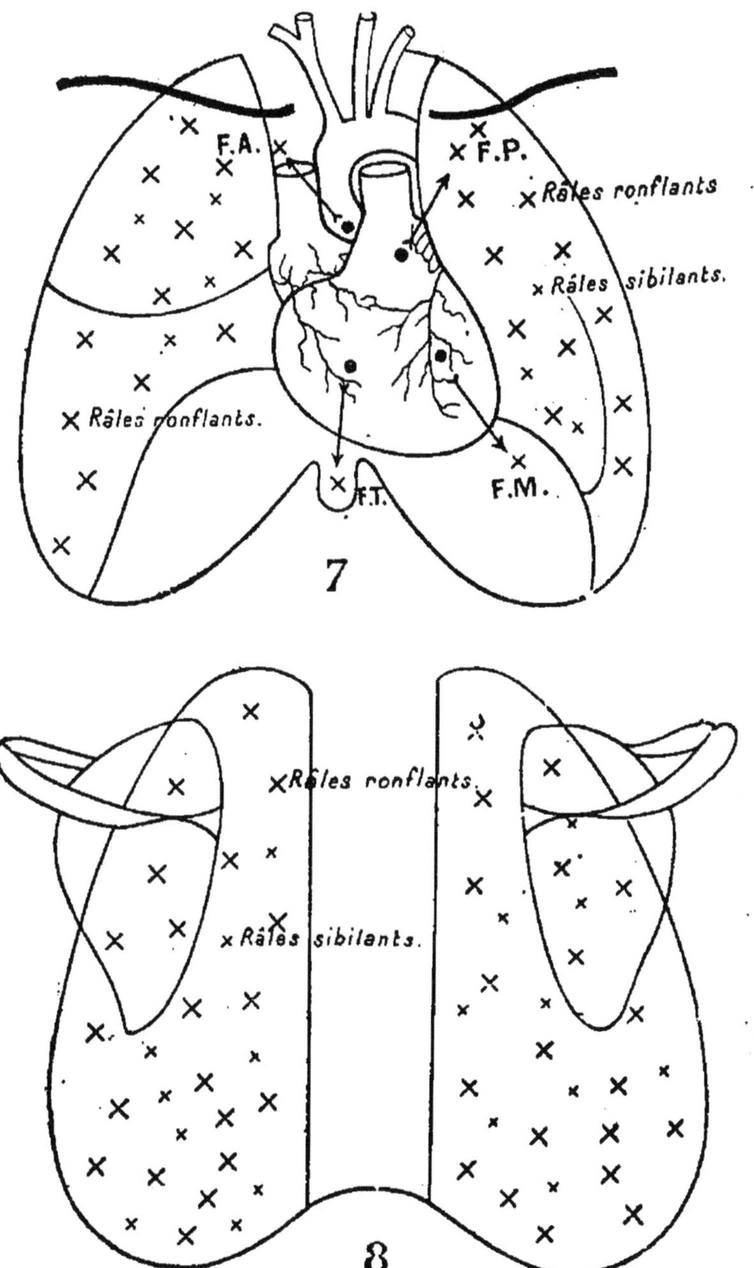

Fig. 7 et 8. — Bronchite aiguë. Première période ou période de congestion.

II. — *Seconde période ou période de sécrétion.*

La seconde période présente également :

— Une sonorité normale, à la percussion, dans toute l'étendue de la poitrine ;

— Quelques râles ronflants disséminés (ronflements, piaulements), moins nombreux que dans la première période : RRROOU. PIIII, RRROOU.

— Surtout de gros râles sous-crépitants siégeant principalement vers les bases (fig. 9 et 10) : GLGLGL-GL, GLGLGL-GL.

— Ces signes auscultatifs sont perceptibles dans les deux poumons à peu près également.

Symptômes cliniques. — A cette seconde période, la toux de la bronchite aiguë, tout en restant pénible et quinteuse, devient *grasse* et humide ; le malade a une abondante expectoration de crachats épais, opaques, verdâtres ; il a un peu de moiteur à la peau ; sa fièvre est en décroissance ; il se sent, d'un jour à l'autre, revenir à la santé. La durée totale de la maladie est de dix à quinze jours.

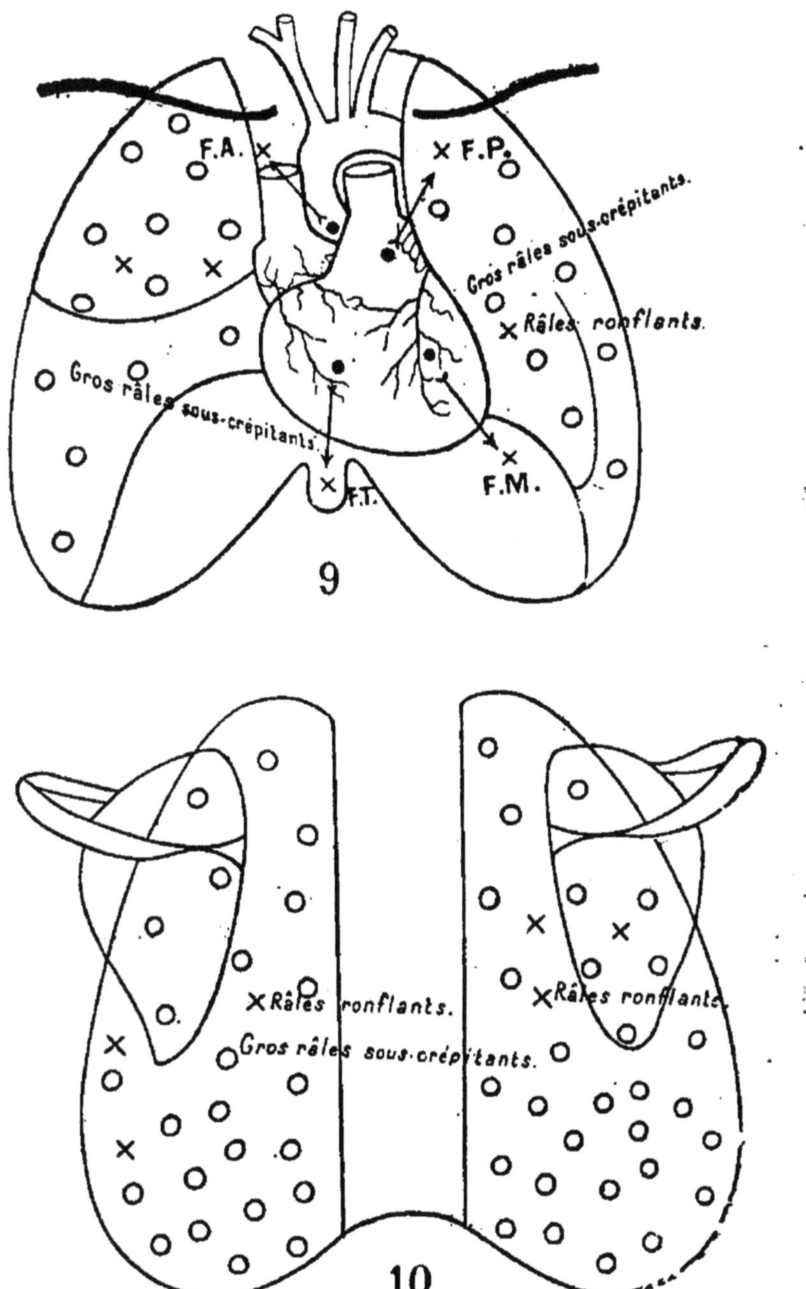

Fig. 9 et 10. — Bronchite aiguë. Seconde période ou période de sécrétion.

2.

§ 3. — **Bronchite capillaire**.

La bronchite capillaire, ou catarrhe **suffocant**, consiste dans l'inflammation des petites bronches et présente, comme le rhume et la bronchite simple, deux périodes bien tranchées : 1° La *période congestive;* 2° La *période de sécrétion*.

I. — *Première période ou période congestive.*

La première période a pour symptômes (fig. 11 et 12) :

— Une sonorité normale dans toute l'étendue du thorax.

— *Signe caractéristique :* des râles sibilants très fins et très nombreux, sortes de piaulements, de sifflements, de ronflements, de roucoulements, qui alternent, s'entremêlent, se remplacent et donnent lieu à une cacophonie toute spéciale, à un gazouillement général de tout l'intérieur de la poitrine : PIIII-PIOU-RRROU-KROU-PIIII-RRROU-PSSI, etc....

Symptômes cliniques. — Dans le cours d'une bronchite légère, le malade (très souvent un enfant) est pris tout à coup d'*une fièvre intense* et (signe pathognomonique) *d'une oppression très grande* avec mouvements respiratoires d'une fréquence extrême. Il *tousse péniblement* et *expectore*, avec difficulté, des matières épaisses, non aérées, visqueuses, filantes, mousseuses, souvent opaques : c'est le début d'une bronchite capillaire.

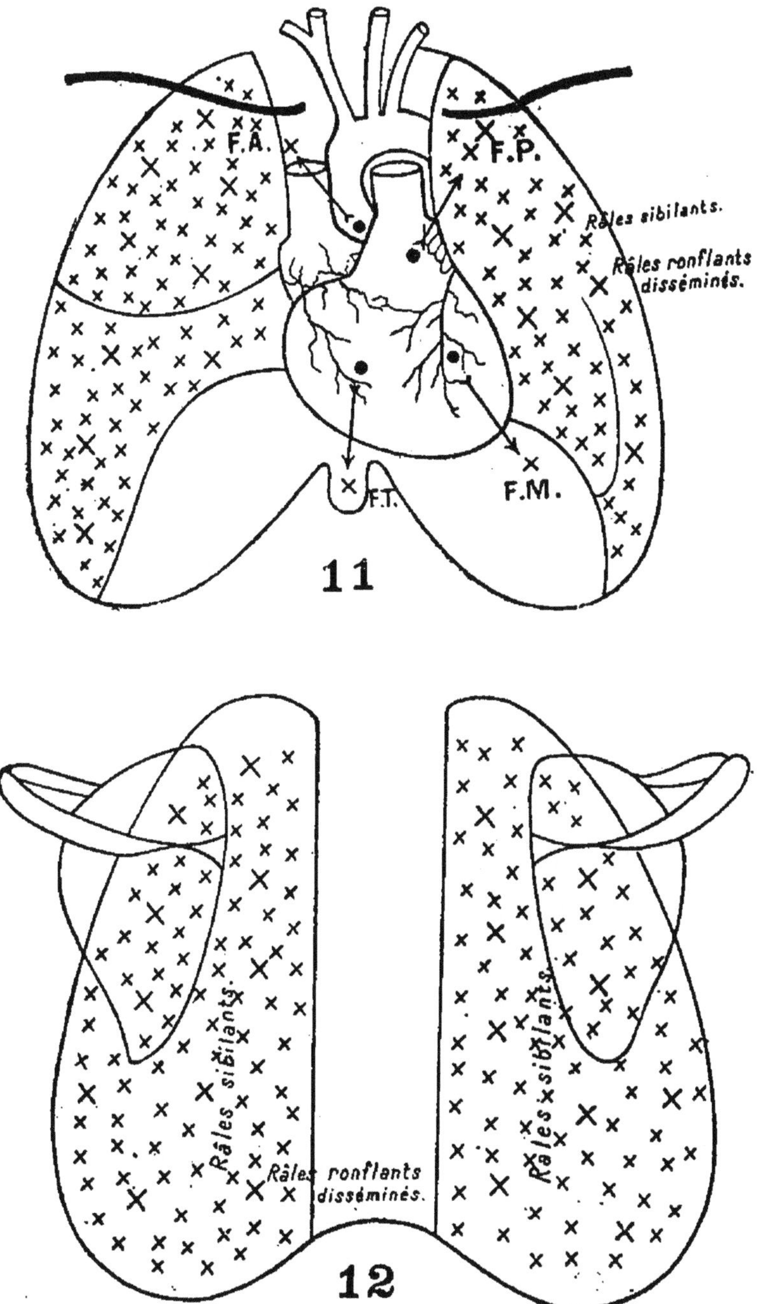

Fig. 11 et 12. — Bronchite capillaire. Période de congestion.

II. — *Seconde période ou période de sécrétion.*

La seconde période, qu'on pourrait confondre avec la broncho-pneumonie (voy. fig. 34, p. 53), mais qui en diffère par l'absence de matité et de souffle, a comme caractères auscultatifs :

— Une sonorité normale partout (fig. 13 et 14);

— Quelques râles sibilants et ronflants disséminés : PIIII, RRROOU ;

— De gros râles muqueux localisés vers la partie moyenne du poumon : GLGLGL-GL, GLGLGL-GL ;

— Enfin (signe caractéristique), des râles souscrépitants fins, très nombreux vers les bases. Ceux-ci s'entendent, à l'inspiration et à l'expiration, sous forme d'un crépitement humide, semblable à celui qui serait produit par l'éclatement simultané d'une multitude de bulles liquides extrèmement petites : GLGLGL-GL, GLGLGL-GL.

Symptômes cliniques. — La dyspnée de la première période ne fait qu'augmenter; la face devient pâle et se couvre d'une sueur visqueuse; le creux épigastrique se déprime et, si une médication énergique ne vient enrayer le mal, bientôt le pouls s'accélère, la température s'élève, de gros râles muqueux (râles de l'agonie) apparaissent dans la trachée et le malade meurt dans le coma.

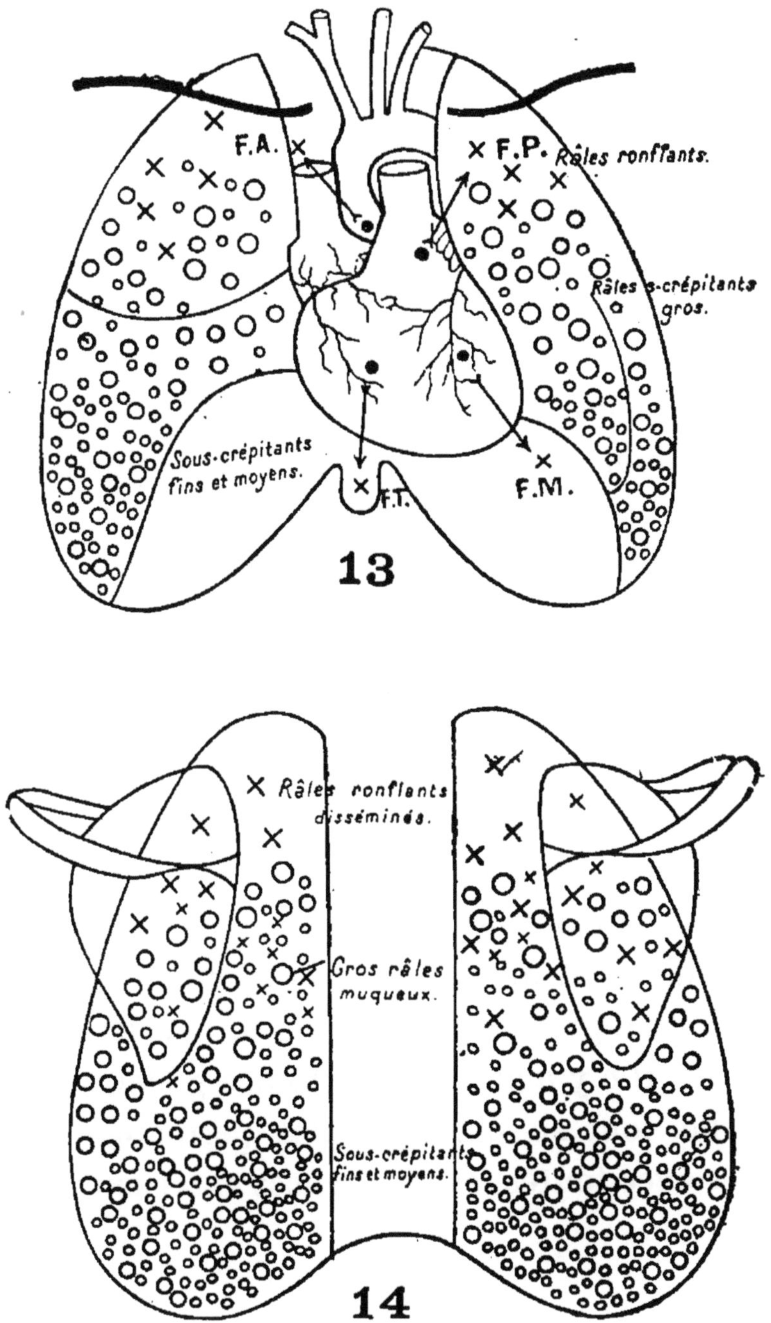

Fig. 13 et 14. — Bronchite capillaire. Période de sécrétion.

§ 4. — Bronchite chronique ou catarrhe.

La bronchite chronique revêt deux formes :
1° Le catarrhe sec ;
2° Le catarrhe humide.

I. — *Première forme ou catarrhe sec.*

Le *catarrhe sec* a absolument (fig. 15 et 16) les mêmes signes d'auscultation que la bronchite aiguë à sa première période et n'en diffère que par la chronicité (fig. 7 et 8, p. 27).

On a dans les deux cas :

— Sonorité normale dans toute l'étendue de la poitrine ;

— Râles secs (sibilants et ronflants) disséminés un peu partout : PIIII, RRROOU.

Symptômes cliniques. — Le malade (presque toujours un vieillard) a une toux *sèche,* quinteuse, fréquente surtout le matin ; il n'expectore pas ou rend seulement quelques *rares* crachats arrondis, nacrés, d'un gris de perle et de la consistance de l'empois. Il n'y a pas de symptômes généraux et le catarrhe, tout en étant à l'état permanent, peut exister avec toutes les apparences extérieures de la santé.

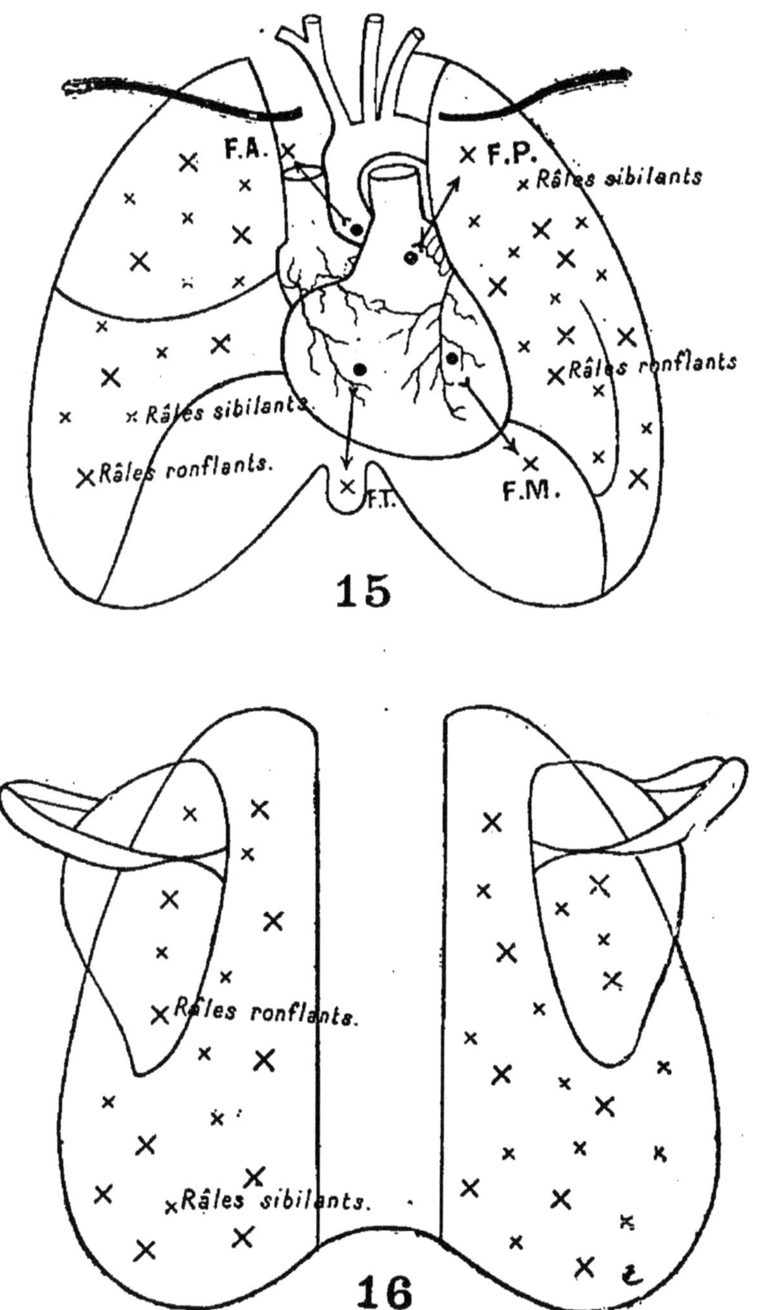

Fig. 15 et 16. — Catarrhe sec.

II. — *Seconde forme ou catarrhe humide.*

Le *catarrhe humide* (fig. 17 et 18) a la même auscultation que la bronchite aiguë à sa deuxième période (voy. fig 9 et 10, p. 29).

L'on a dans les deux cas :

— Sonorité normale dans toute la poitrine;

— Gros râles sous-crépitants avec prédominance aux bases : GLGLGL-GL, GLGLGL-GL ;

— Quelques râles ronflants rares et disséminés : RRROOU, RRROOU.

Toute la différence, entre les deux maladies, réside dans la durée, qui est courte dans la bronchite aiguë, longue et chronique dans le catarrhe humide.

Symptômes cliniques. — Le catarrheux humide est, comme le catarrheux sec, un vieillard ; comme lui, il tousse surtout le matin, mais sa toux est *grasse* et il expectore de *nombreux* crachats épais, d'un jaune verdâtre (catarrhe muqueux), ou un liquide filant, visqueux, transparent comme du blanc d'œuf (bronchorrhée). Il n'existe pas de symptômes généraux, le catarrhe humide pouvant, comme le catarrhe sec, n'altérer en rien la santé générale.

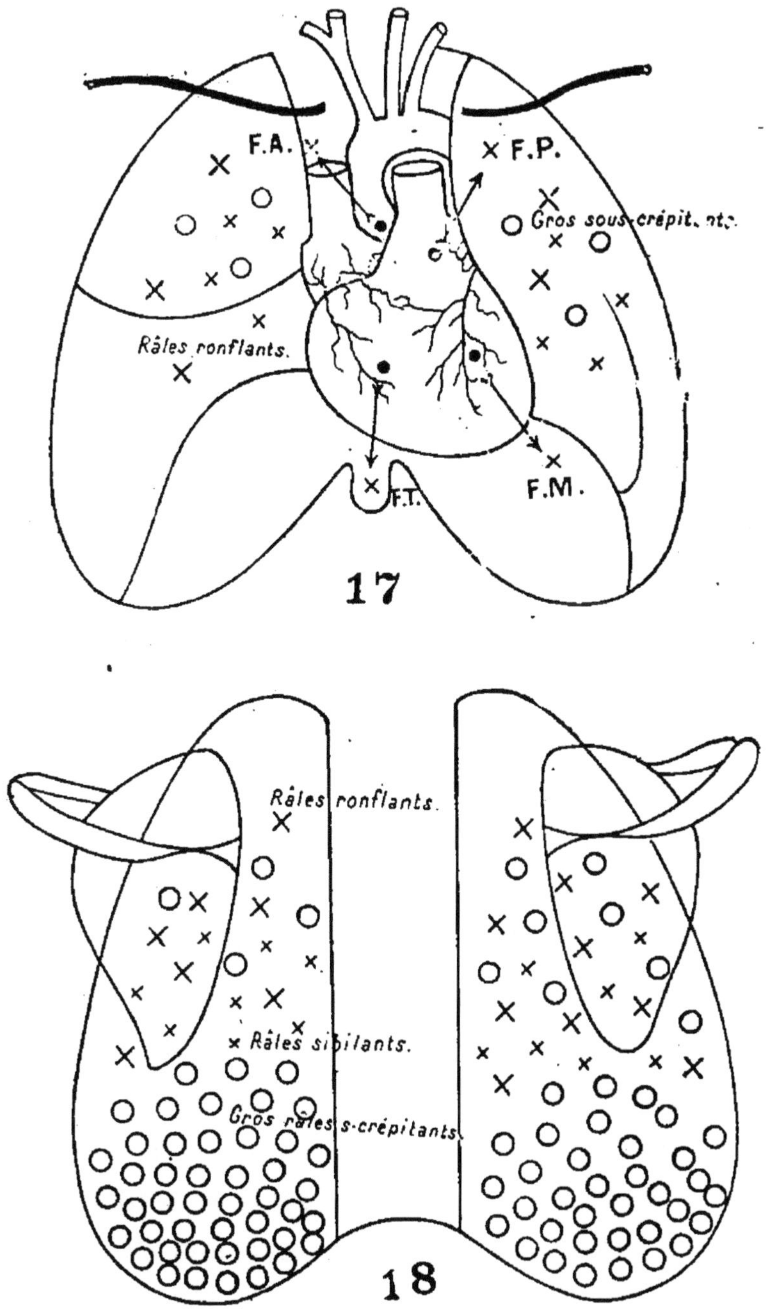

Fig. 17 et 18. — Catarrhe humide.

§ 5. — **Dilatation des bronches.**

Les signes de la dilatation bronchique sont :

— Sonorité normale dans toute l'étendue de la poitrine ;

— Râles du catarrhe humide (ronflants RRROOU et gros sous-crépitants GLGLGL-GL), disséminés un peu partout, comme dans celui-ci (voy. fig. 17 et 18) ;

— Enfin, en un ou plusieurs points, un ou plusieurs signes d'une caverne : *gargouillement* (GLOU-GLOU), — souffle *caverneux* (OUOUOU-OU), — et voix *caverneuse* ou de ventriloque (voir fig. 19 et 20).

J'ajouterai :

Que la caverne siège rarement au sommet (caractère important pour la différencier de la caverne tuberculeuse) ;

— Et que la dilatation bronchique est une maladie de la vieillesse.

Symptômes cliniques. — Les mêmes absolument que pour le catarrhe humide (p. 36). Tous les matins, à heure à peu près fixe, le malade (qui habituellement est âgé), a un long accès de toux et expectore abondamment comme le catarrheux *(véritables vomiques bronchiques).* Il se sent soulagé lorsqu'il a *vidé son sac* et déblayé ses *dilatations* des mucosités qui les encombrent. Pas de symptômes généraux.

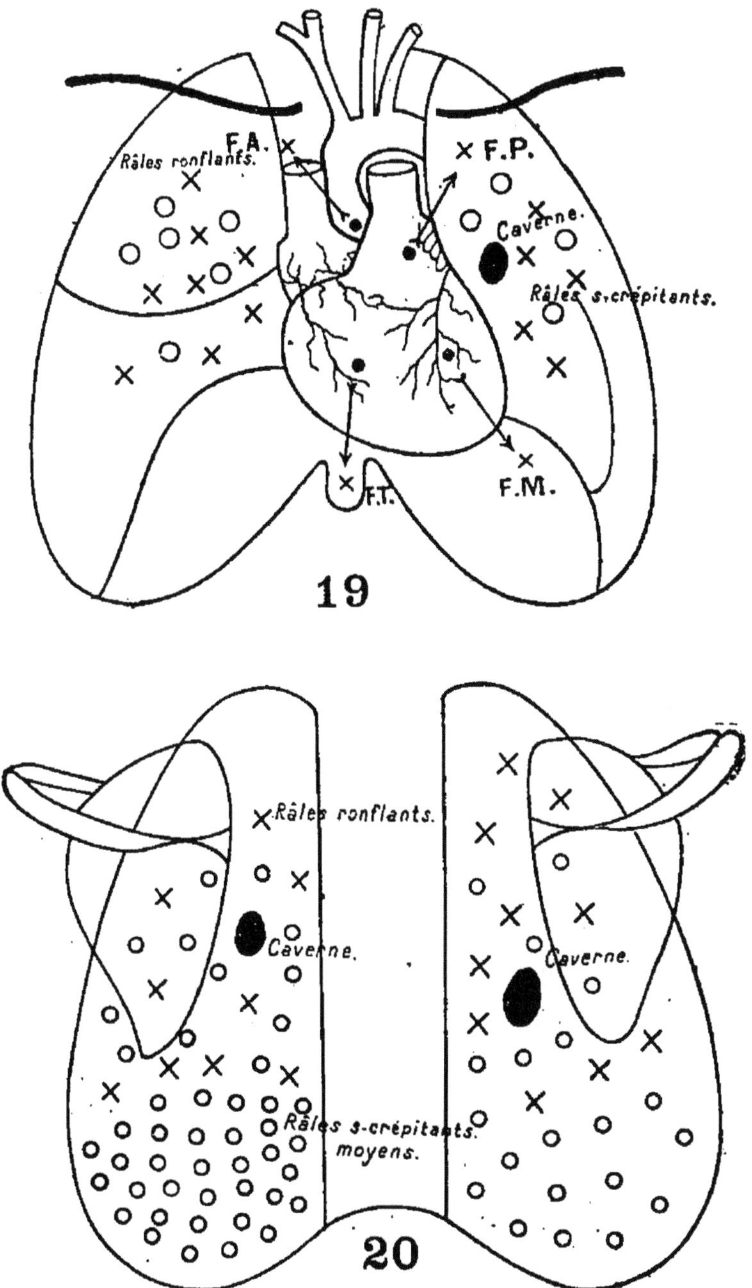

Fig. 19 et 20. — Dilatation des bronches.

§ 6. — Coqueluche.

La coqueluche a absolument la même auscultation que le rhume ordinaire, et n'en diffère que par sa toux, qui est violente, quinteuse, convulsive et tout à fait caractéristique.

On distingue deux périodes :

1° La *période congestive* ;

2° La *période de sécrétion*.

I. — *Première période ou période congestive.*

La première période correspond à la première période du rhume et présente exactement les mêmes signes auscultatifs :

— Sonorité normale partout ;

— Quelques gros râles ronflants vers la partie moyenne des poumons : RRROOU, RRROOU.

Les figures 21 et 22 ne sont que la reproduction des figures 3 et 4 (p. 23).

Symptômes cliniques. — La coqueluche a, au début, tous les caractères d'un simple rhume : c'est une toux sèche, légèrement aboyante, entrecoupée d'inspirations incomplètes, mais qui n'ont encore rien de sifflant. On peut la soupçonner déjà, s'il existe une épidémie, mais on ne peut affirmer son existence que lorsque ont apparu les accès caractéristiques de toux convulsive dont il sera parlé à la deuxième période.

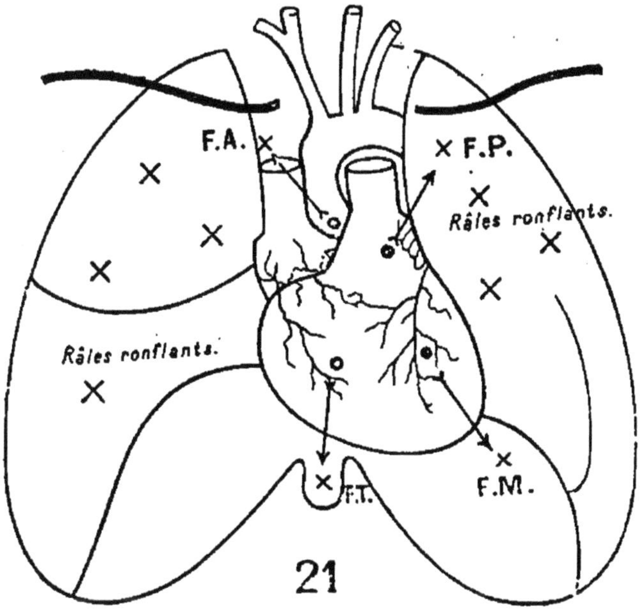

21

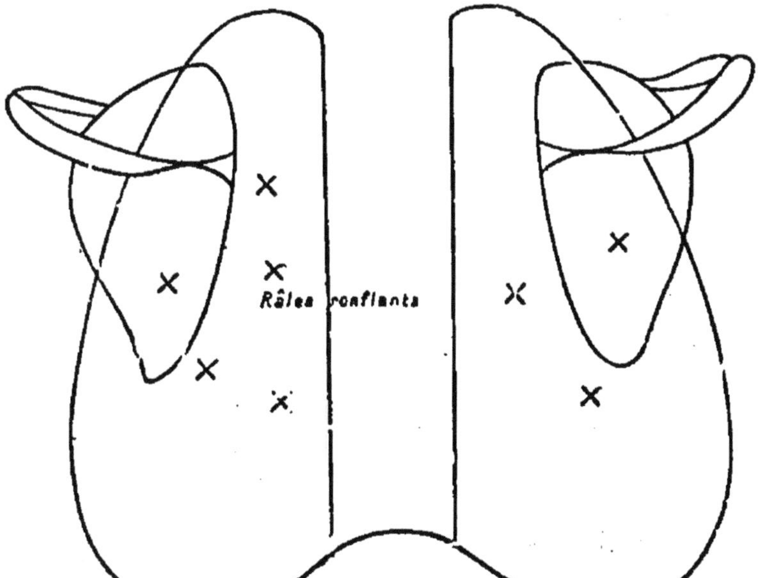

22

Fig. 21 et 22. — Coqueluche. Période congestive.

II. — *Seconde période ou période de sécrétion.*

La seconde période a aussi les mêmes caractères que la seconde période du rhume :

— Gros râles muqueux très rares entendus au niveau de la partie moyenne du poumon : GLGLGL-GL.

— Sonorité normale dans toute l'étendue de la poitrine (comparer les fig. 23 et 24 avec les fig. 5 et 6, p. 25).

Les deux maladies se ressemblent à leur seconde période comme à leur première.

Symptômes cliniques. — Cette période est caractérisée cliniquement par l'apparition de quintes de toux spéciales, revenant plusieurs fois par jour. Au moment des quintes, le petit malade s'arrête brusquement, s'arc-boute contre le premier objet résistant qu'il rencontre et se met à tousser spasmodiquement, sans intermittence, sans reprendre haleine : bientôt son cou se gonfle, sa figure se congestionne, ses inspirations deviennent de plus en plus sifflantes et anxieuses, jusqu'au moment où se produit une inspiration plus sifflante que les autres, qu'on a comparée au cri d'un jeune coq et où on le voit rendre une grosse gorgée de glaires filantes et visqueuses, assez semblables à du blanc d'œuf. C'est la fin de l'accès.

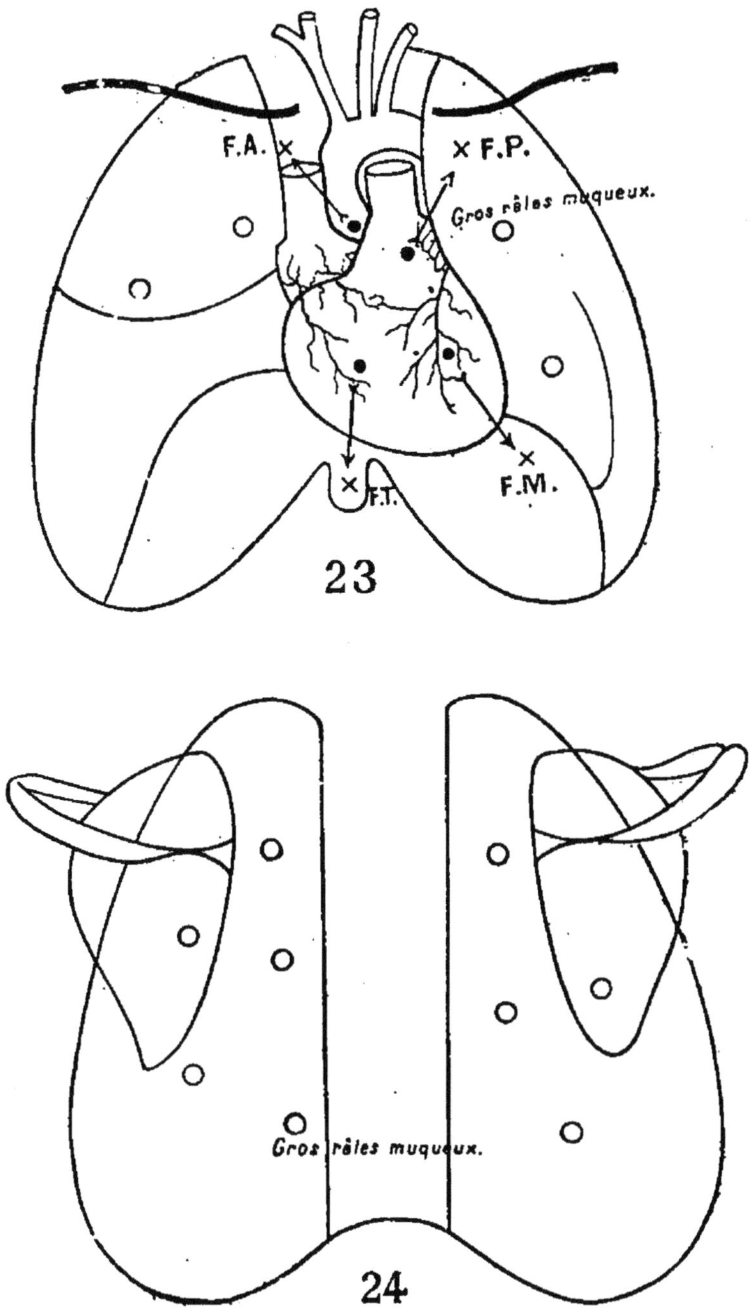

Fig. 23 et 24. — Coqueluche. Période de sécrétion.

ARTICLE II. — MALADIES PULMONAIRES A SONORITÉ EXAGÉRÉE.

Les maladies du poumon à sonorité exagérée (c'est-à-dire qui offrent à la percussion, au niveau du point malade, le son d'un tonneau vide), sont au nombre de trois :

L'*emphysème pulmonaire*, l'*asthme* et le *pneumothorax*.

Je les peindrai sur un fond rouge.

§ 1er. — Emphysème pulmonaire.

L'emphysème, qui consiste dans la dilatation permanente d'un certain nombre de vésicules pulmonaires au niveau des sommets et des bords antérieurs, a comme signes :

— Une sonorité exagérée dans les fosses sus et sous-claviculaires ;

— De l'expiration prolongée aux mêmes points : UUU-UUU, UUU-UUU (fig. 25 et 26).

Symptômes cliniques. — L'emphysème est caractérisé cliniquement : — 1° par une dyspnée habituelle, mais légère ; — 2° par la présence de voussures, plus ou moins prononcées, au niveau des fosses sus et sous-claviculaires d'un seul ou des deux côtés.

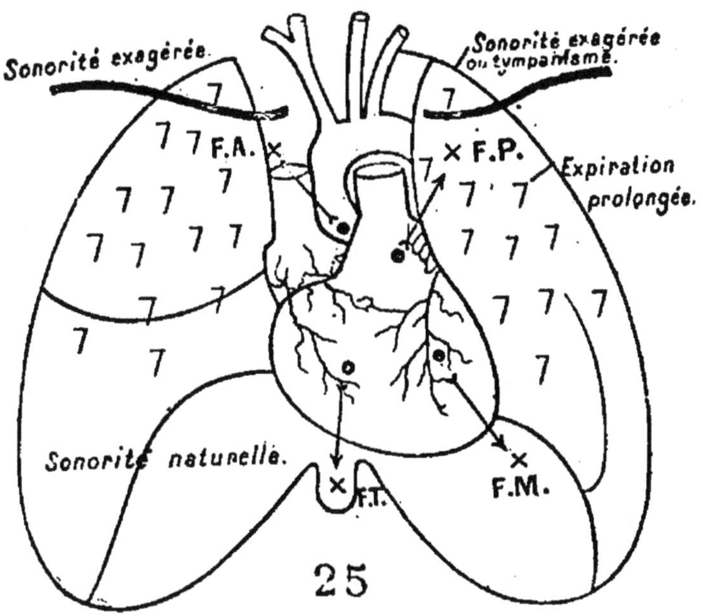

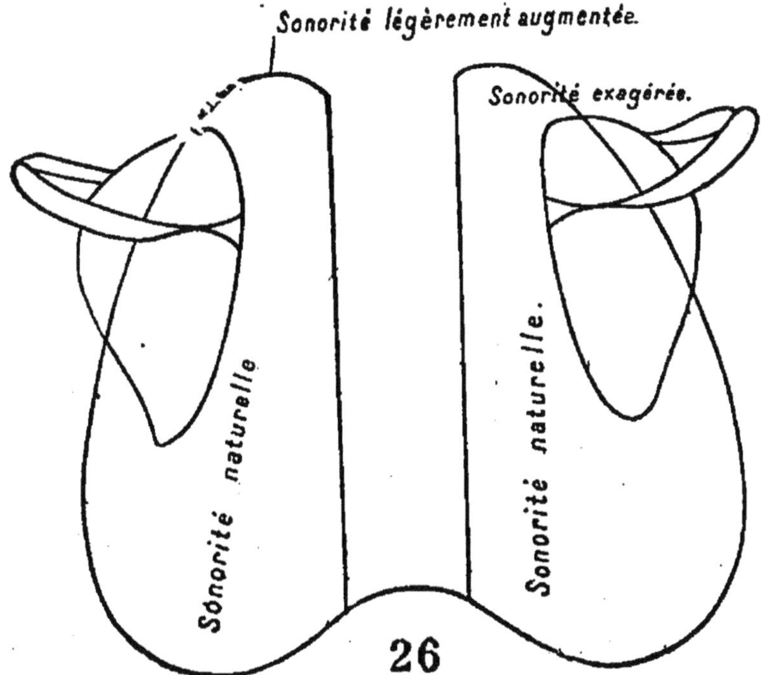

Fig. 25 et 26. — Emphysème pulmonaire.

3.

§ 2. — Asthme.

L'asthme a les signes réunis de l'emphysème pulmonaire et de la bronchite chronique :

Il faut distinguer deux périodes :

1° La période de spasme ou pendant l'attaque ;

2° La période de sécrétion, à la fin ou après l'attaque.

I. — Période de spasme ou pendant l'attaque.

— Sonorité exagérée en avant et aux sommets ;

— Expiration prolongée aux mêmes points : UUU-UUU, UUU-UUU ;

— Enfin, râles secs du catarrhe sec, disséminés un peu partout : PIIII, RRROOU, PIIII.

On peut remarquer que les figures 27 et 28 contiennent réunis les signes d'auscultation de l'emphysème pulmonaire (fig. 25 et 26, p. 45) et du catarrhe sec (fig. 15 et 16, p. 35).

Symptômes cliniques. — Le malade est pris brusquement d'une angoisse respiratoire terrible ; il se sent étouffer, a soif d'air, et prend les positions les plus bizarres pour respirer : son inspiration est tirée, pénible, anxieuse ; son expiration prolongée et sifflante ; le visage est pâle, couvert de sueur ; les yeux sont rouges, saillants, larmoyants : le patient reste silencieux ou ne parle que par monosyllabes. Cependant le pouls demeure calme : il n'y a pas de fièvre.

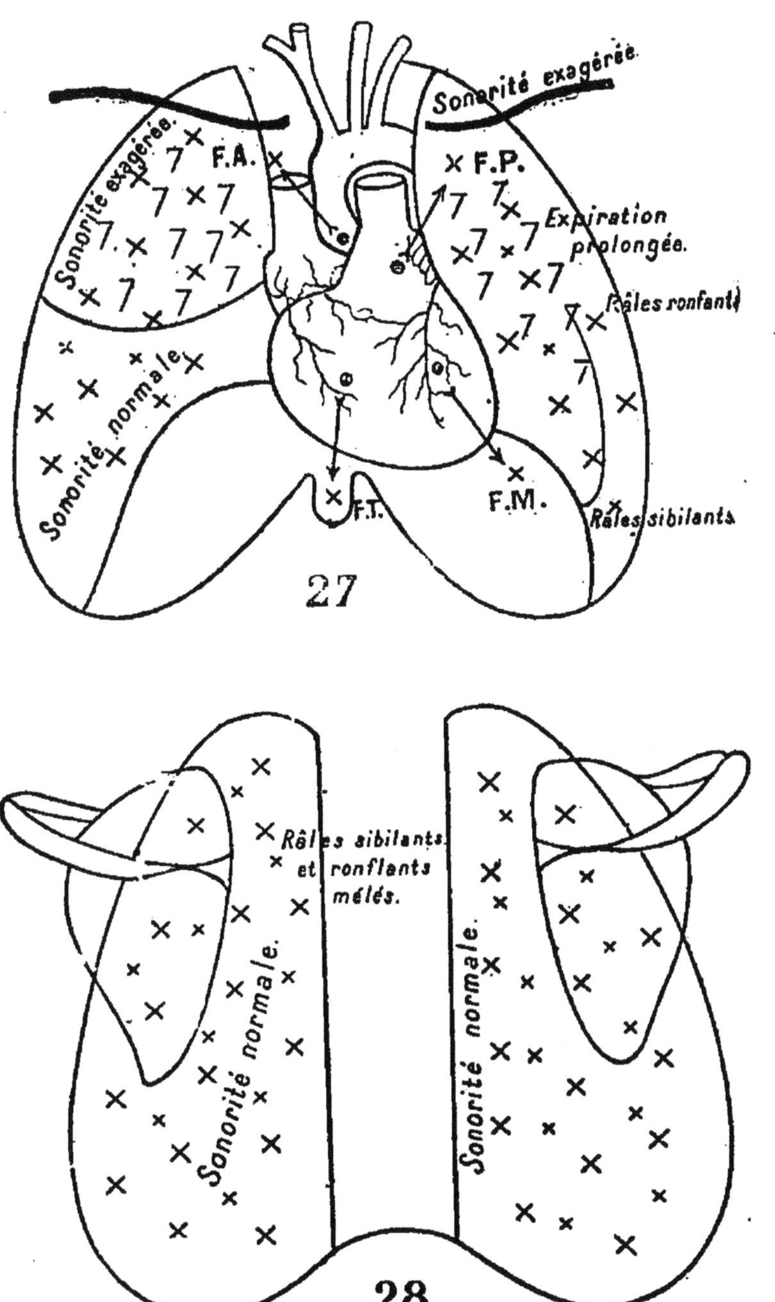

Fig. 27 et 28. — Asthme. Période de spasme ou pendant l'attaque.

II. — *Période de sécrétion, à la fin ou après l'attaque.*

— Son seul signe auscultatif consiste dans l'apparition des nombreux râles muqueux du catarrhe humide : GLGLGL-GL, GLGLGL-GL.

Les figures 29 et 30 (asthme à sa seconde période ou période de sécrétion) contiennent les signes auscultatifs réunis de l'emphysème du poumon (fig. 25 et 26, p. 45) et du catarrhe humide (fig. 17 et 18, p. 37).

Symptômes cliniques. — Après une période d'angoisse respiratoire plus ou moins longue, et qui peut durer plusieurs heures, l'asthmatique est pris d'une toux sèche, qui devient de plus en plus grasse, et finit par rendre des flots de sérosité spumeuse, souvent mêlée à de petites concrétions dures et blanchâtres ressemblant assez à du vermicelle cuit. A ce moment, les mouvements respiratoires deviennent plus faciles, moins bruyants ; le malade se calme et s'endort, mais reste courbaturé pendant un certain temps.

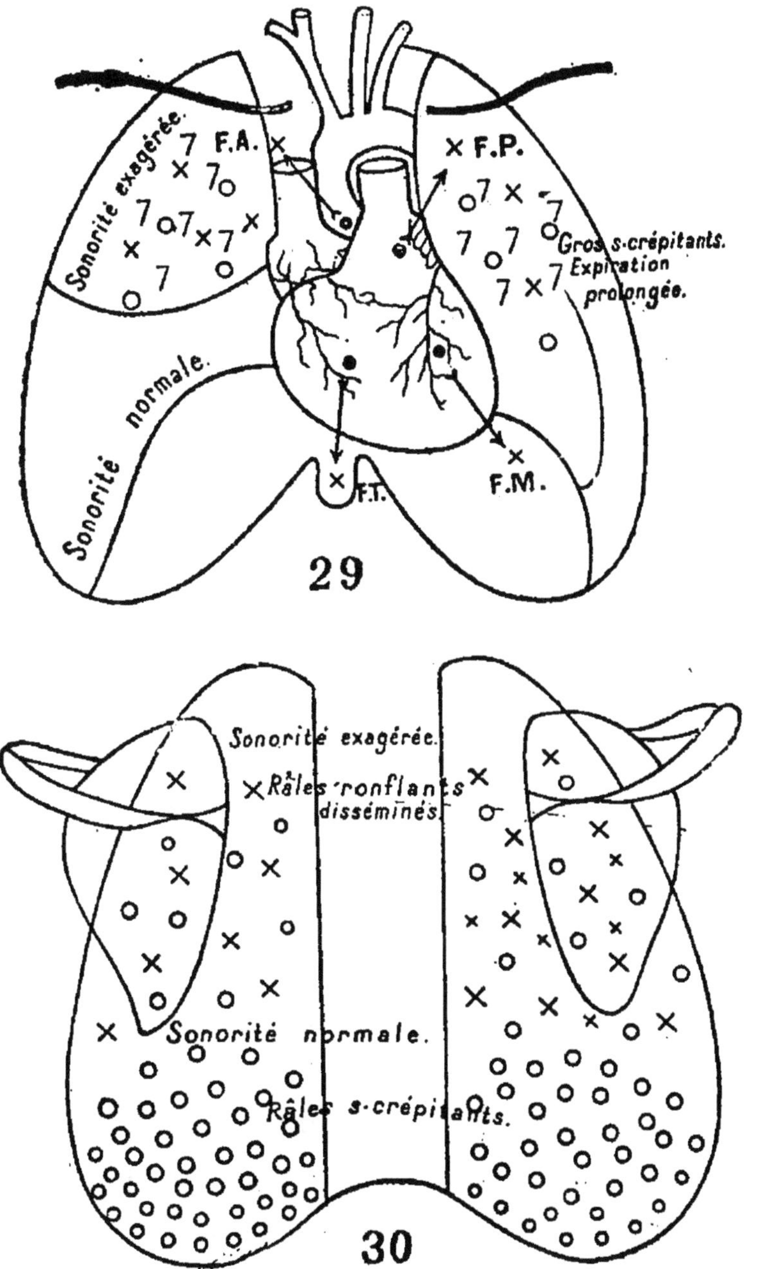

Fig. 29 et 30. — Asthme. Période de sécrétion, à la fin ou après
l'attaque.

§ 3. — **Penumothorax**.

Le pneumothorax consiste dans la présence de l'air dans la plèvre.

Les signes caractéristiques sont (fig. 31 et 32) :

— Sonorité exagérée (tympanisme), au niveau de l'épanchement gazeux ;

— Souffle, voix et toux amphoriques au même niveau (comme si le malade soufflait, parlait ou toussait à travers l'ouverture d'une grande cruche) : consonnance en AOUOU ;

— Absence de râles, à moins d'une autre lésion pulmonaire concomitante ;

— Enfin, siège variable de l'épanchement, mais existence habituelle au niveau de l'une des bases.

Symptômes cliniques. — Le pneumothorax est toujours le résultat d'une perforation de la plèvre, à la suite d'une lésion du poumon (tubercules ramollis, gangrène, abcès, etc.). Il débute brusquement par une *oppression extrême* et un *violent point de côté.* Ces deux symptômes sont absolument caractéristiques lorsqu'ils sont accompagnés des signes auscultatifs sus-indiqués. L'oppression est due au ratatinement du poumon, aussitôt que l'air a pénétré dans la plèvre : la douleur résulte de l'inflammation de cette dernière au contact de l'air.

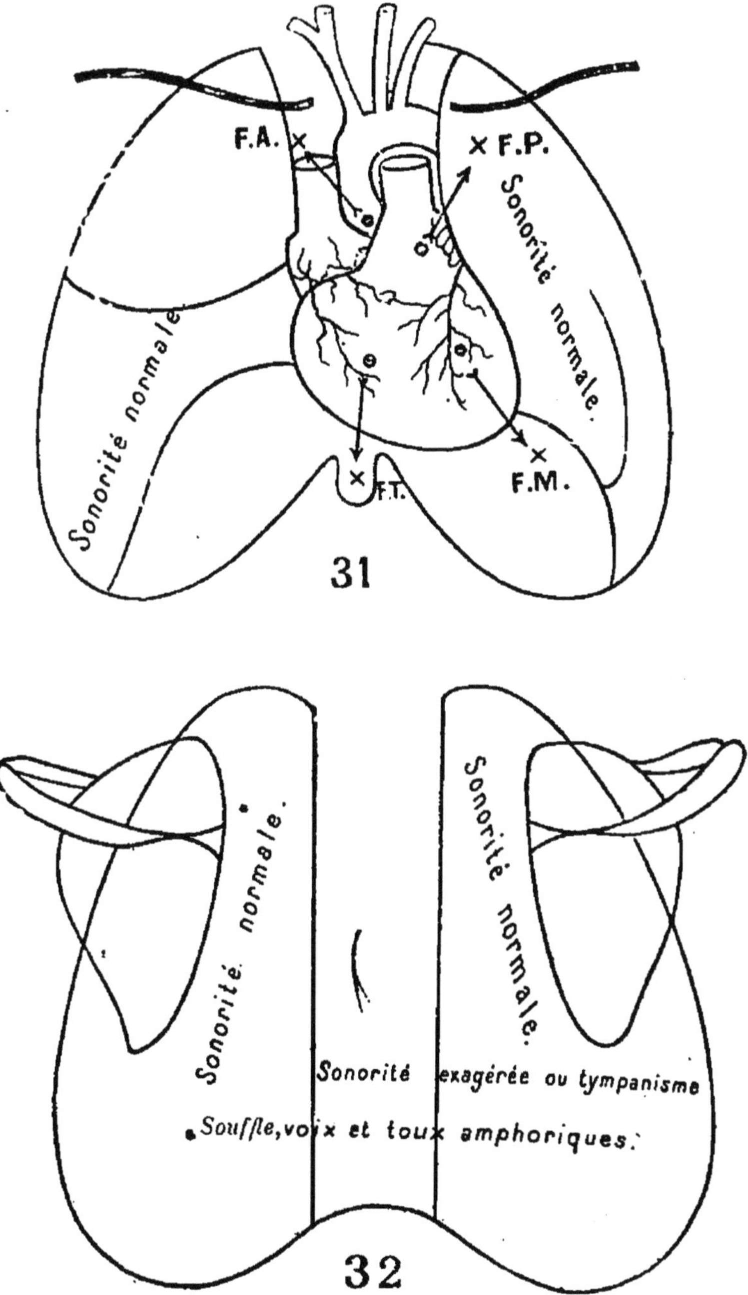

Fig. 31 et 32. — **Pneumothorax.**

ARTICLE III. — MALADIES PULMONAIRES A SONORITÉ DIMINUÉE.

Les maladies du poumon à sonorité diminuée (c'est-à-dire qui offrent, à la percussion, au niveau du point malade, le son d'un tonneau plein) sont, par ordre d'importance : la *broncho-pneumonie ;* la *pneumonie ;* la *pleurésie ;* la *phthisie chronique ;* la *phthisie galopante ;* la *grangrène pulmonaire ;* la *congestion ;* l'*apoplexie* et l'*hydro-pneumo-thorax.*

Je les peindrai sur un fond bleu.

§ 1er. — Broncho-pneumonie.

La broncho-pneumonie a pour signes : — diminution de la sonorité naturelle, au point malade; — râles sous-crépitants fins, très nombreux : GLGLGL-GL; — souffle tubaire léger, FFFUUU-EUEU; — localisation ordinaire de ces signes à la base d'un et souvent des deux poumons; — râles de bronchite (secs et humides), disséminés dans le reste de la poitrine : RRROOU et GLGLGL-GL.

Symptômes cliniques. — Ceux de la pneumonie franche, mais atténués : — quelques frissons; — fièvre un peu moins forte; — plus léger point de côté; — crachats striés de sang, mais non rouillés comme dans la pneumonie aiguë.

La broncho-pneumonie est surtout fréquente chez le vieillard.

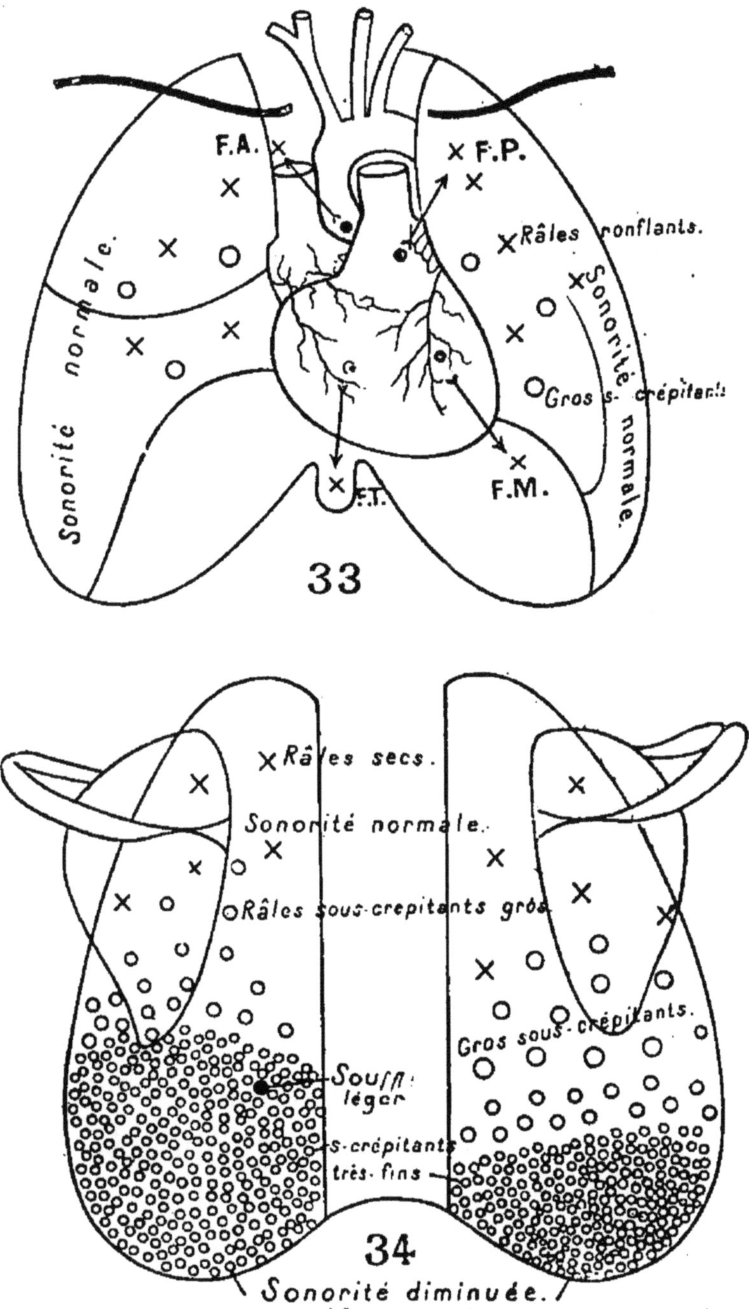

Fig. 33 et 34. — Broncho-pneumonie.

§ 2. — Pneumonie.

La pneumonie a plusieurs périodes bien tranchées (*engouement, hépatisation, résolution, suppuration*).

Ses signes auscultatifs varient selon chacune d'elles.

I. — *Période d'engouement.*

Les signes de cette période sont (fig. 35 et 36) :

— Diminution de la sonorité normale (submatité) à la base d'un des poumons ;

— Au même point (signe caractéristique), la présence de *râles crépitants*, c'est-à-dire de râles très fins, à bulles égales (KKKRR-U, KKKRR-U), très semblables au frottement des cheveux que l'on froisse entre les doigts et perceptibles seulement dans l'inspiration. Ce dernier caractère les distingue des *sous-crépitants* de la broncho-pneumonie qui sont plus gros, plus mouillés, et s'entendent aux deux temps : GLGLGL-GL, GLGLGL-GL.

Symptômes cliniques. — La pneumonie éclate brusquement : — par un frisson intense, prolongé, mais unique ; — un violent point de côté ; — une fièvre très forte, pouvant aller jusqu'à 41 degrés ; — une gêne respiratoire très grande ; — une toux quinteuse, pénible, donnant lieu à une expectoration visqueuse, adhérente, couleur brique, caractéristique (*crachats rouillés* de la pneumonie).

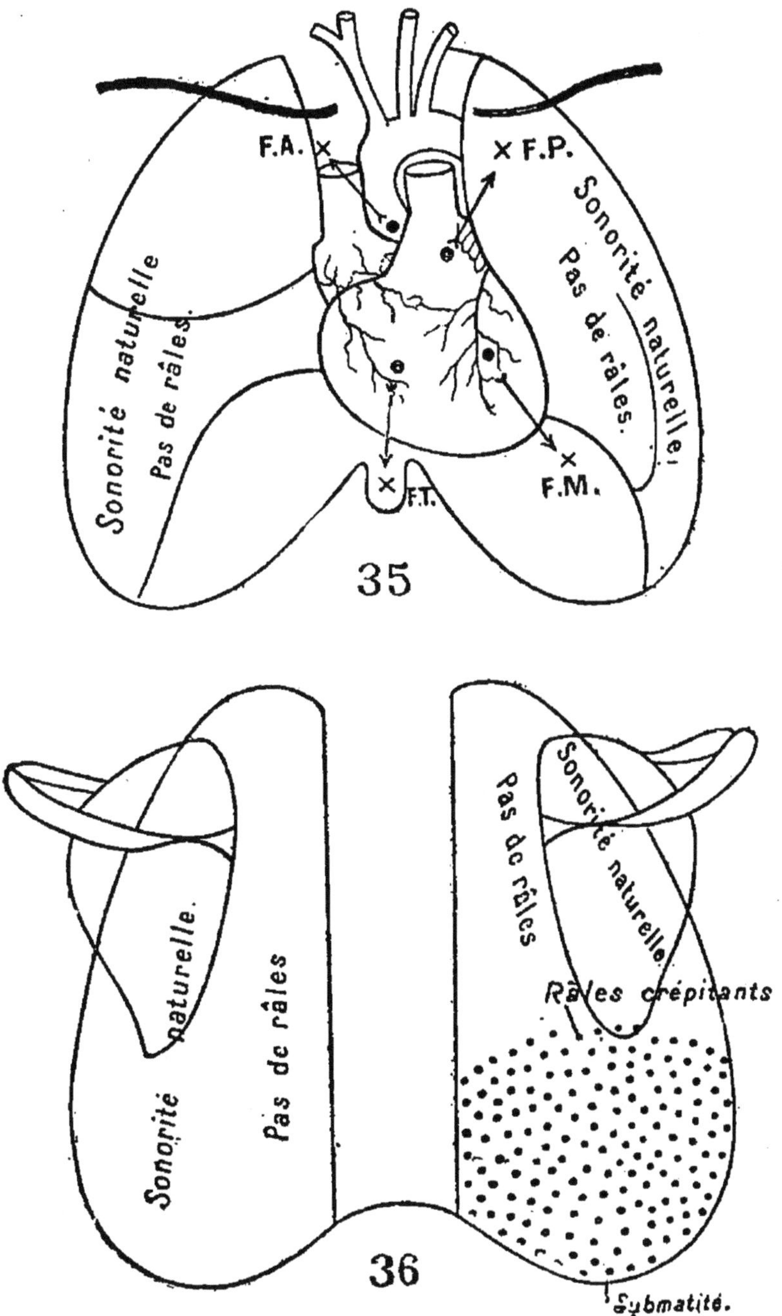

Fig. 35 et 36. — Pneumonie. Première période (engouement).

II. — *Période d'hépatisation.*

A cette période, la perte de la sonorité devient complète au niveau du point malade (matité) :

— Les râles crépitants (KKKRR-U, KKKRR-U) existent toujours à la périphérie de la partie hépatisée, mais cessent de se faire entendre vers la partie centrale ;

— Celle-ci devient le siège d'un *souffle* tubaire intense et superficiel, semblable au bruit qu'on fait en aspirant et en soufflant fortement à travers le canal d'un stéthoscope : FFFUUU-EUEU, FFFUUU-EUEU.

— Enfin, lorsqu'on fait parler le malade, sa voix est entendue diffuse, non articulée, bourdonnante, avec *un timbre métallique*, qui n'existe pas du côté sain ; c'est ce qu'on nomme de la « bronchophonie » (fig. 37 et 38).

Symptômes cliniques. — A peu près les mêmes que ceux de la première période (engouement) : — point de côté généralement moins prononcé ; — fièvre intense, s'accompagnant souvent de délire ; — pouls ample et résistant ; — crachats *rouillés* de plus en plus nombreux. — La gêne respiratoire est toujours très marquée et nécessite une dilatation incessante des ailes du nez qui, jointe à la rougeur des pommettes, donne au malade une physionomie particulière (*facies pneumonique*).

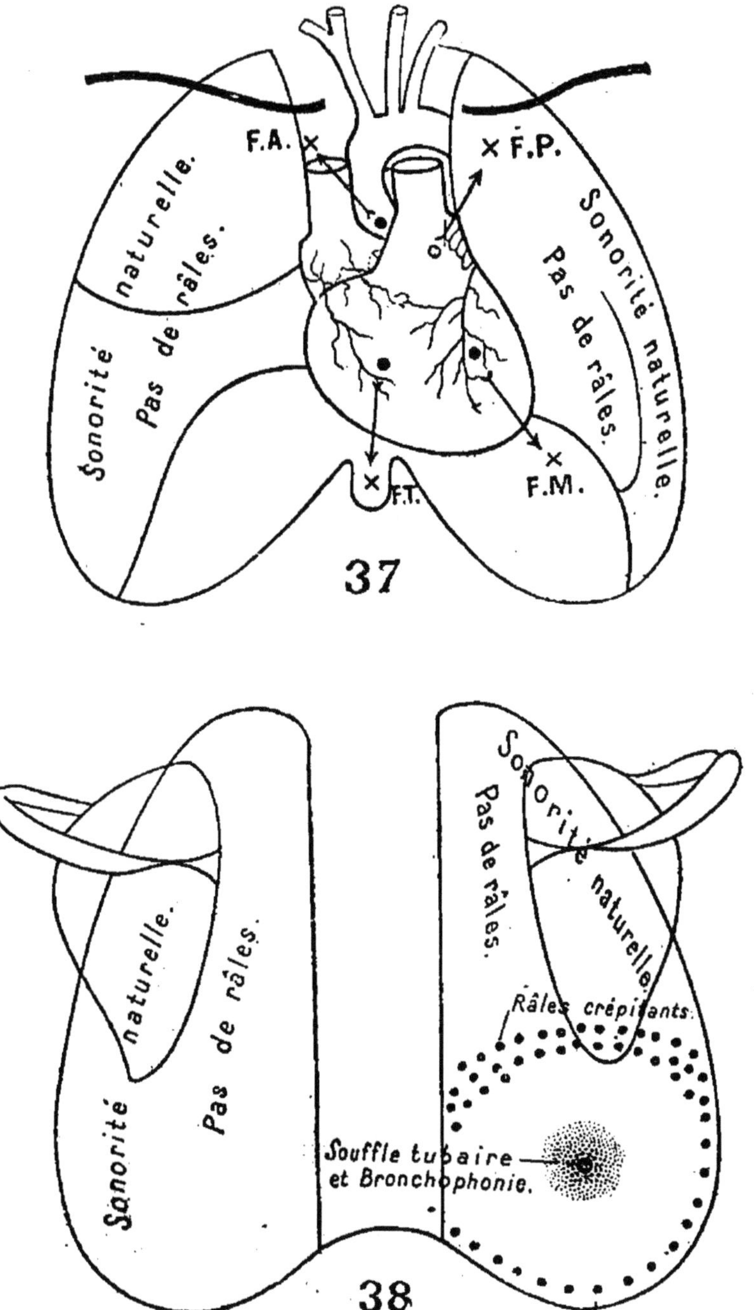

Fig. 37 et 38. — Pneumonie. Seconde période (hépatisation).

III. — *Période de résolution*.

La bronchophonie et le souffle tubaire de la période d'hépatisation ont disparu ;

— La matité persiste, mais tend à devenir de moins en moins forte (submatité) ;

— Enfin (fig. 39 et 40), l'on entend, dans toute la partie malade, des râles crépitants, dits de *retour* (KKKRR-KRR, KKKRR-KRR), qui diffèrent des râles crépitants de la première période (KKKRR-U, KKKRR-U), en ce qu'ils sont plus gros, plus humides, moins nombreux et *entendus aux deux temps de la respiration* et non à l'inspiration seulement, comme ces derniers. En réalité, rien ne les distingue des râles sous-crépitants très fins, avec lesquels il serait logique, dans un but de simplification, de les confondre à l'avenir.

Symptômes cliniques. — Cliniquement la résolution de la pneumonie se reconnaît à trois signes :

— 1° à l'abaissement brusque de la température, qui revient, en quelques heures, à 38 et 37 degrés ;

— 2° au bon état général du malade, qui se sent parfaitement revenir à la santé ; — 3° enfin, à l'expectoration de crachats, qui diffèrent de ceux de la première et de la seconde période, en ce qu'ils sont moins visqueux et remplacent la teinte rouillée, rouge-brique, par une couleur gris-jaunâtre caractéristique.

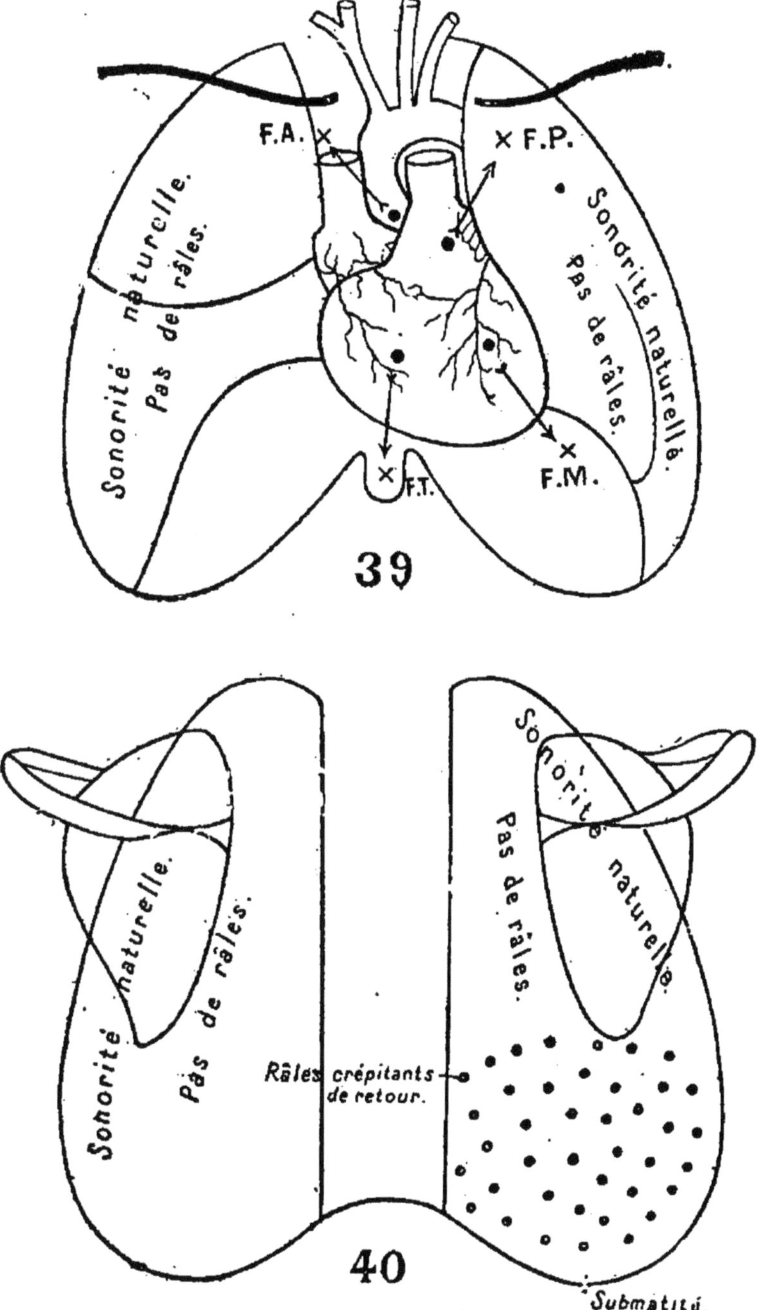

Fig 39 et 40. — Pneumonie. Troisième période (résolution).

IV. — *Période de suppuration.*

1° Quand la pneumonie, au lieu de se résoudre, passe à la suppuration (fig. 41 et 42) :

— La matité, le souffle tubaire (FFFUUU-EUEU) et la bronchophonie (voix bourdonnante) de la seconde période persistent ;

— De gros râles sous-crépitants (GLGLGL-GL) apparaissent autour du noyau central, puis dans les parties saines, et à la base du poumon opposé ;

— Les symptômes généraux s'aggravent et la température reste toujours très élevée ;

— Les crachats prennent une teinte *jus de pruneaux* ;

— Et le malade tombe bientôt dans le délire, le coma *et meurt.*

2° Quelquefois cependant (ce qui est une rare exception), la suppuration peut s'enkyster et la pneumonie se terminer par abcès. — Dans ce cas, après quelques jours de persistance des symptômes précédents, survient tout à coup une *vomique*, qui vide l'abcès de son contenu, et il reste, au niveau du centre pneumonique, au point où l'on entendait le souffle tubaire, une excavation reconnaissable :

— Au *souffle caverneux :* OUOUOU-OU ;

— Au *gargouillement :* GLOU-GLOU ;

— Et à la *voix caverneuse* ou de ventriloque, qui se fait entendre quand on fait parler le malade en l'auscultant.

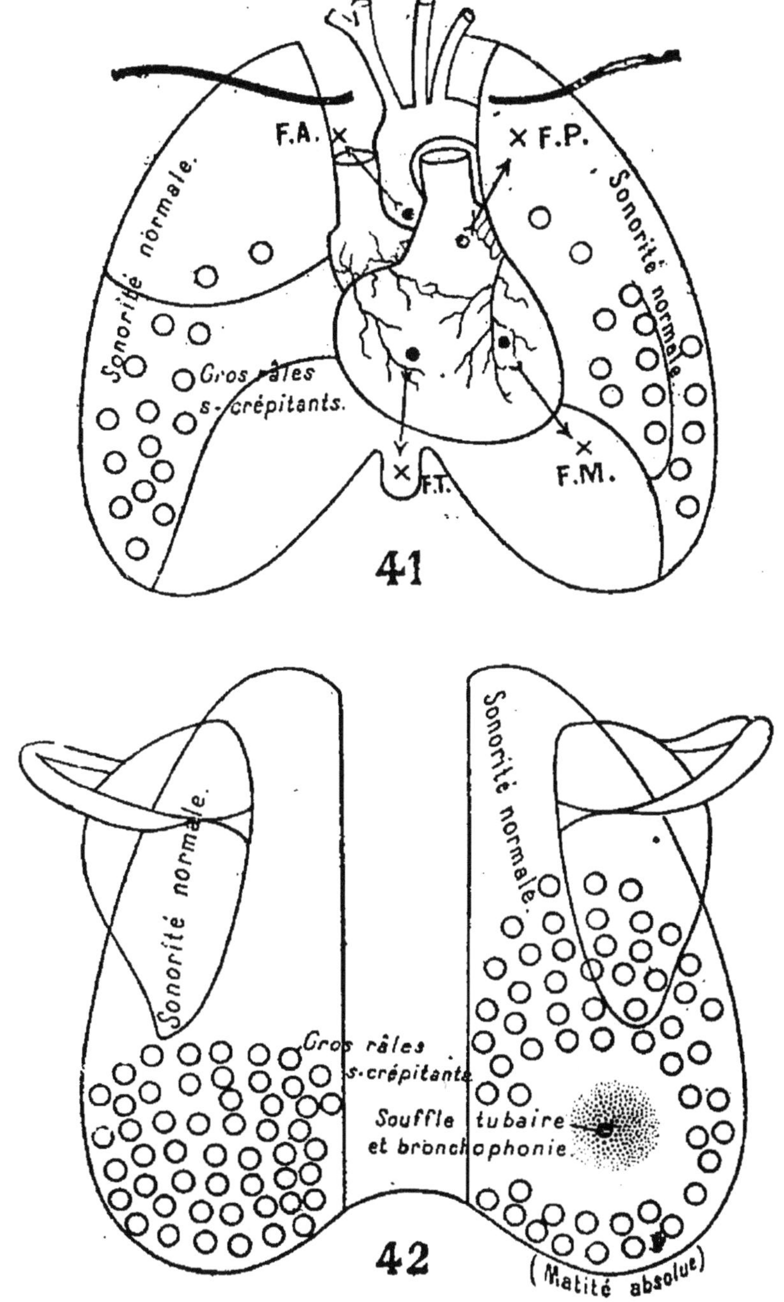

Fig. 41 et 42. — Pneumonie. Troisième période (suppuration).

§ 3. — **Pleurésie.**

La pleurésie siège habituellement à l'une des bases et en arrière.

Les signes varient selon le degré de l'épanchement.

I. — *Première période.*

Quand l'épanchement est en train de se former et encore presque nul, l'on a, comme signes auscultatifs :

— De la submatité au point qui doit devenir le siège de l'épanchement ;

— Une diminution marquée du murmure respiratoire au même point : U-u au lieu de UUU-U ;

— Des frottements superficiels. Qu'on s'applique, comme nous l'avons déjà dit (p. 16), la paume de la main gauche sur l'oreille ; qu'on frotte lentement sur le dos des articulations métacarpo-phalangiennes avec la pulpe des doigts de la main droite et l'on imitera parfaitement le bruit de frottement ou de frôlement perçu dans la première période de la pleurésie : RRRA-RRA.

Symptômes cliniques. — La pleurésie débute, comme la pneumonie (p. 54), par des *frissons*, un *point de côté*, de *la fièvre*, de *la gêne respiratoire* et de *la toux* et ne peut être différenciée, à cette période, que par la présence des frottements (signe de la pleurésie) et l'absence du râle crépitant (caractéristique de la pneumonie).

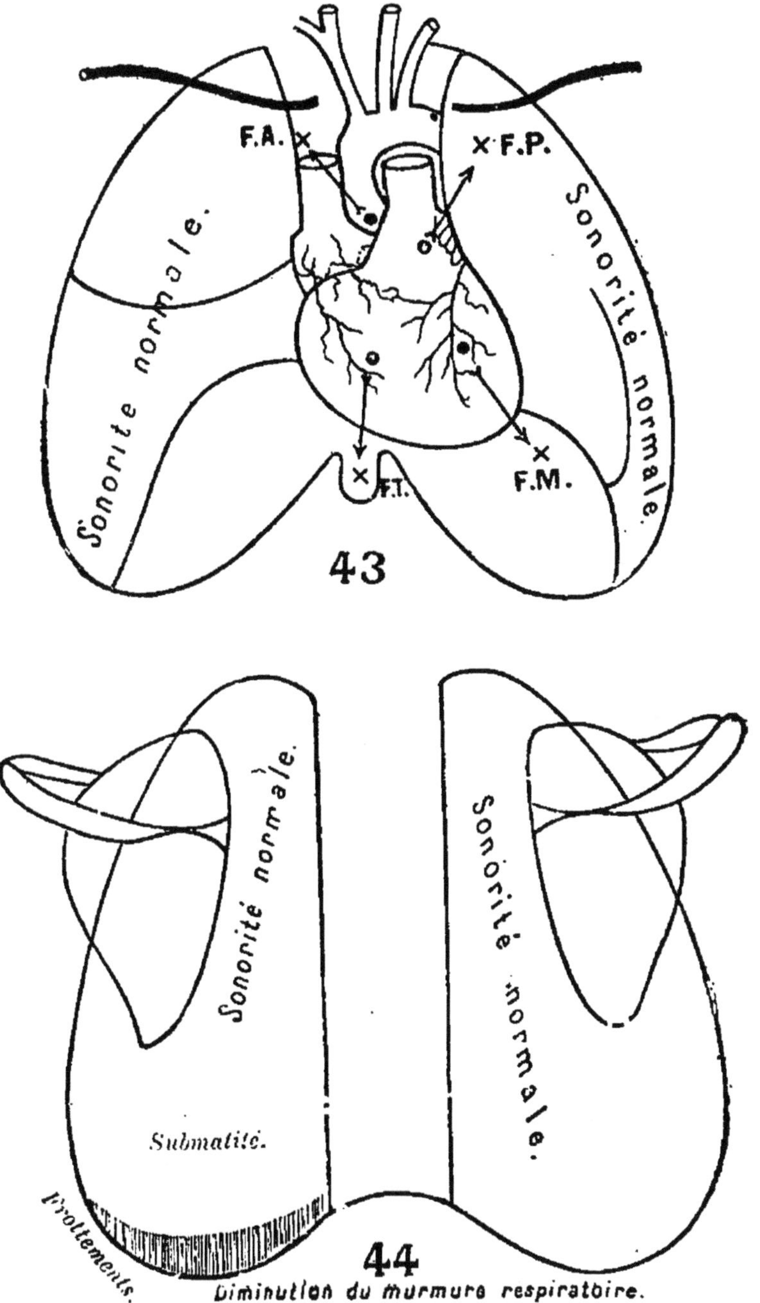

Fig. 43 et 44. — Pleurésie commençante.

II. — *Deuxième période.*

— A une période plus avancée de la maladie, l'épanchement liquide augmentant toujours, la *matité* devient absolue : la zone mate est toujours limitée supérieurement, comme le bord supérieur de l'épanchement lui-même, par une ligne courbe à convexité regardant en haut (fig. 46).

— A ce moment, près de la pointe de l'omoplate, apparaît un *souffle*, très semblable à celui qu'on perçoit à la période d'hépatisation de la pneumonie (p. 57), FFFUUU-EUEU, FFFUUU-EUEU, mais qui en diffère cependant : 1° en ce qu'il est plus doux, plus profond, plus voilé, moins distinct ; 2° en ce qu'il n'occupe qu'une faible étendue de la zone mate, tandis que dans la pneumonie, le *souffle* est perçu dans toute l'étendue de la matité.

— Enfin, la voix, lorsqu'on fait parler haut le malade, en l'auscultant, revêt en un point un timbre aigu, chevrotant et saccadé qui constitue la *voix de Polichinelle*, signe caractéristique d'un épanchement liquide dans la plèvre : le déplacement de cette *voix* spéciale, dans les différentes positions du malade, indique que l'épanchement est séreux et non cloisonné.

Symptômes cliniques. — Comme dans la première période :

— De *la fièvre*, de *la gêne respiratoire*, de *la toux. Jamais de crachats*, ce qui constitue un signe important pour différencier la pleurésie de la pneumonie.

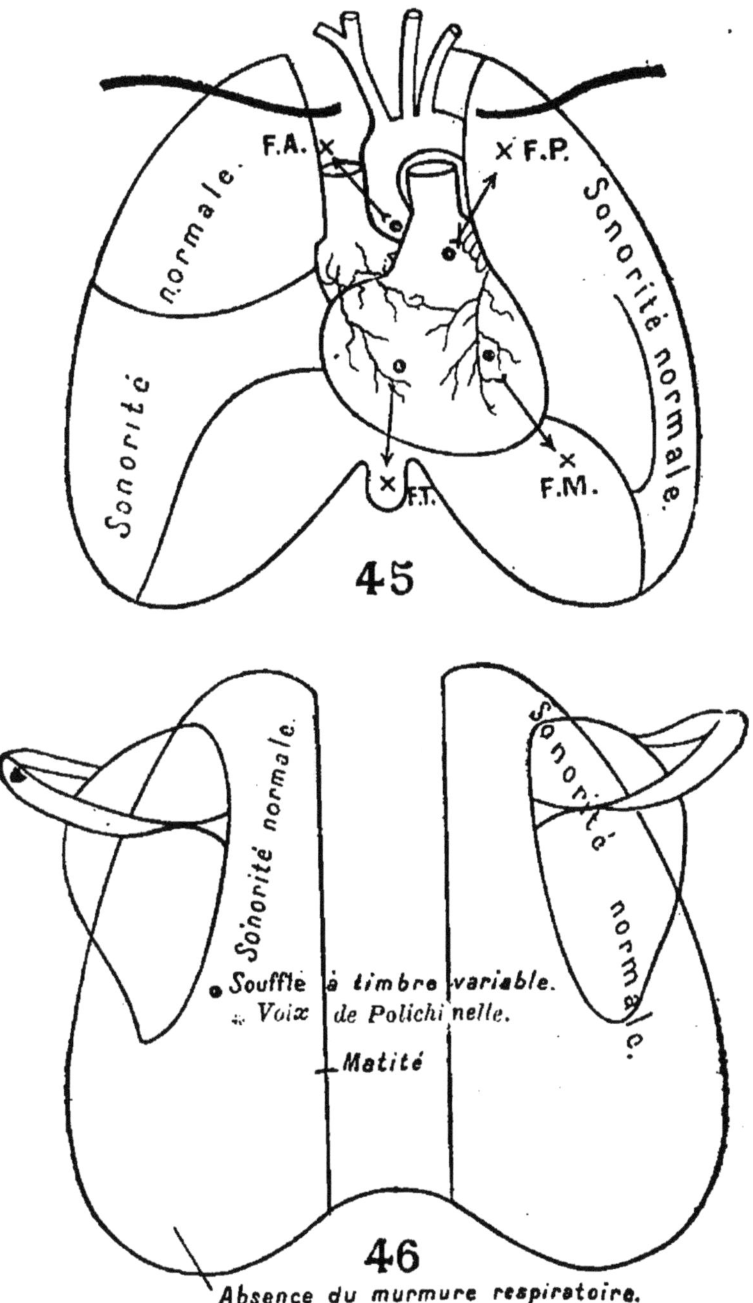

Fig. 45 et 46. — Pleurésie un peu plus forte.

III. — *Troisième période.*

Lorsque la pleurésie est à son maximum et que l'épanchement occupe toute l'étendue représentée dans la figure 48 :

— La matité est absolue du haut en bas du thorax ;

— De plus, il y a partout silence complet, c'est-à-dire absence de tout bruit, soit *normal*, soit *anormal*.

— Enfin, si l'on fait parler le malade, en appliquant les mains à plat sur les côtés de sa poitrine, on constate que les vibrations vocales se transmettent et se sentent très bien du côté sain, mais sont complètement abolies et nulles du côté malade, ce qui est l'inverse de ce qu'on observe dans la pneumonie où les vibrations thoraciques, au contraire, sont exagérées et accrues.

Symptômes cliniques. — A ce degré, le symptôme dominant de la pleurésie est la *dyspnée*, qui devient quelquefois de la suffocation, lorsque le malade se meut ou se met simplement sur son séant. Quand l'épanchement siège à gauche, le cœur peut être dévié et refoulé en dedans vers la ligne médiane.

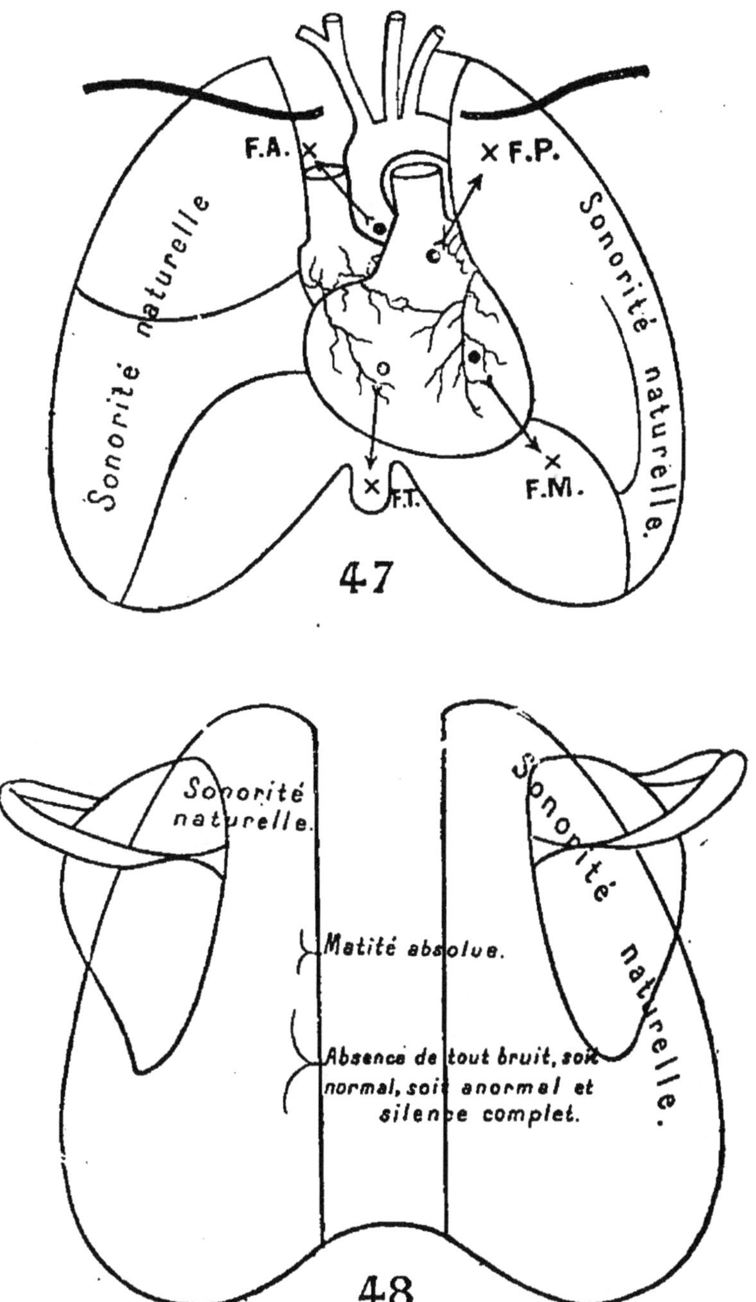

Fig. 47 et 48. — Pleurésie à son maximum.

IV. — *Période finale.*

Quand la pleurésie est arrivée à sa période finale ou de résolution et que l'épanchement est en train de se résorber (fig. 49 et 50) :

— La matité diminue en étendue et en intensité, et devient de la submatité qui, elle aussi, disparaît à son tour peu à peu de haut en bas.

— Le murmure respiratoire renaît, d'abord faible et lointain U-u, puis de plus en plus fort et distinct UUU-U.

— Enfin, l'oreille perçoit des frottements qui sont produits, soit par le froissement des fausses membranes développées dans les plèvres, soit par le dépoli et les rugosités des surfaces pleurales glissant l'une sur l'autre. Ces frottements, qui eux-mêmes disparaîtront à la longue, sont superficiels, irréguliers, non modifiés par la toux (ce qui les distingue des râles sous-crépitants fins), sont entendus aux deux temps de la respiration et peuvent offrir tous les degrés entre le simple frôlement et le râclement (bruit de râpe, bruit de cuir neuf, etc.).

Symptómes cliniques. — Le malade se sent, de jour en jour, revenir à la santé et n'éprouve plus, vers le point malade, qu'une douleur insignifiante, qui disparaît elle-même peu à peu...

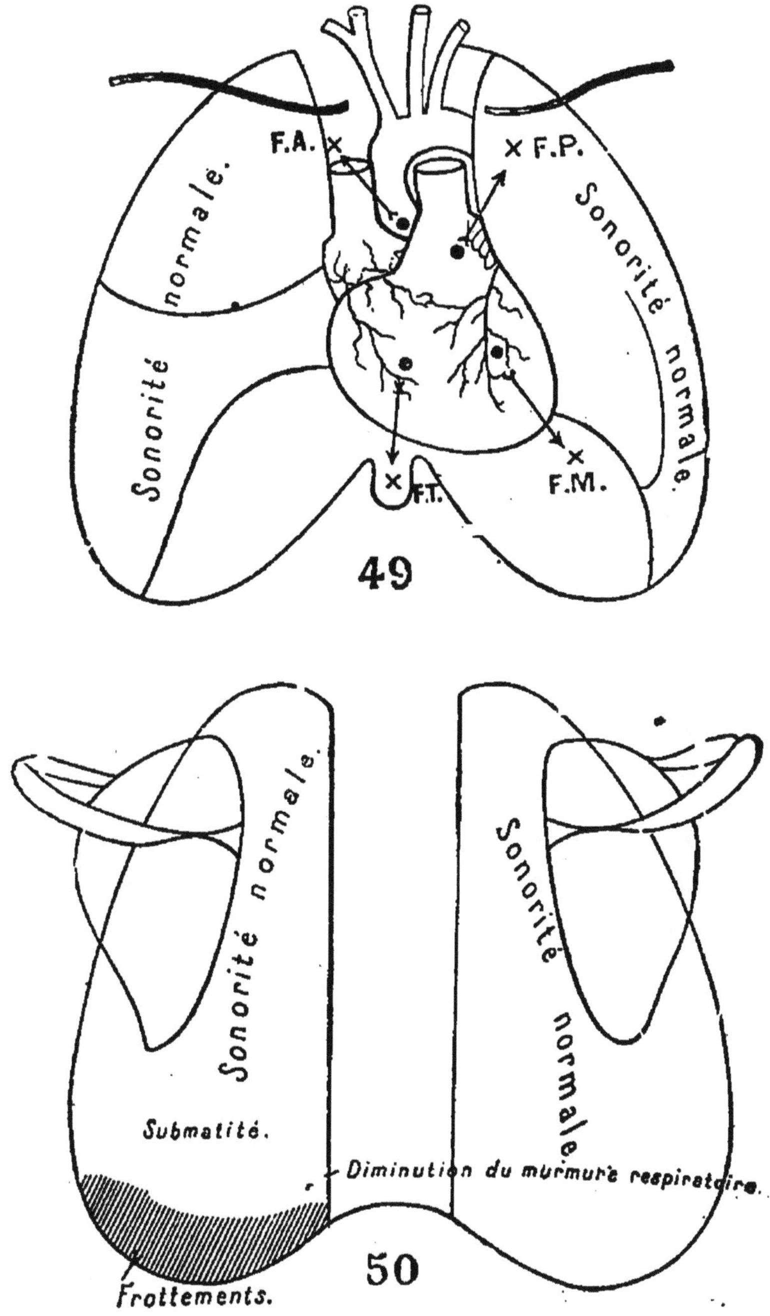

Fig. 49 et 50. — Pleurésie à sa fin.

§ 4. — **Phthisie**

La phthisie a pour caractère essentiel son début par les *sommets* et sa marche envahissante de *haut en bas*, ce qui ne s'observe dans aucune autre maladie pulmonaire.

Ses signes auscultatifs varient pour chacune de ses périodes.

I. — Phthisie commençante.

Tout à fait au début (fig. 51 et 52), il existe une très légère diminution de sonorité (submatité) au sommet d'un des poumons, en avant ou en arrière.

— L'expiration est prolongée au même niveau, c'est-à-dire que le murmure respiratoire naturel UUU — U devient UUU — UUU, la seconde syllabe acquérant la même longueur que la première.

— Enfin, la respiration est souvent faible au sommet du poumon du côté opposé : U-u au lieu du murmure normal UUU-U.

Symptômes cliniques, — Le malade (ordinairement un sujet jeune) est atteint, depuis quelque temps (plusieurs semaines ou plusieurs mois), d'une *petite toux sèche*, rebelle, revenant surtout le soir à l'heure de son coucher : depuis quelque temps, aussi, il a *maigri*, a *pâli*, se sent un peu *essoufflé* et a quelques *sueurs nocturnes* fugaces et qui disparaissent à son réveil.

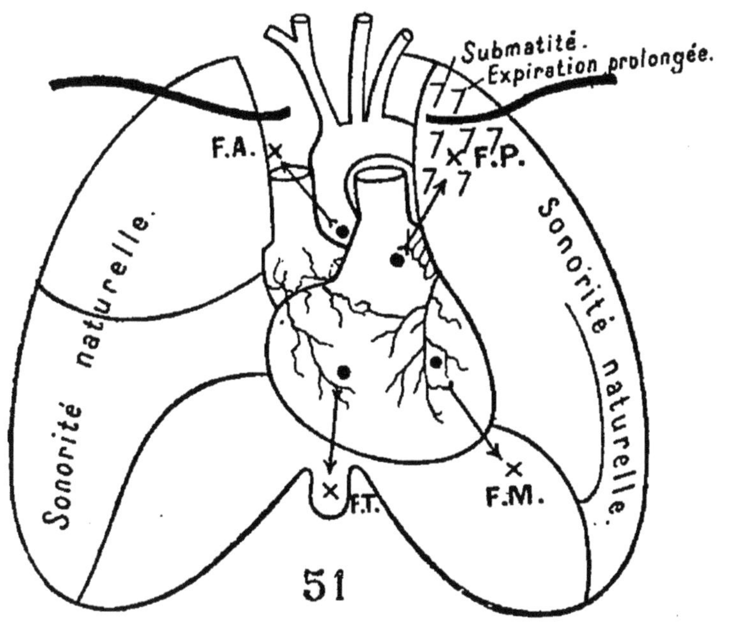

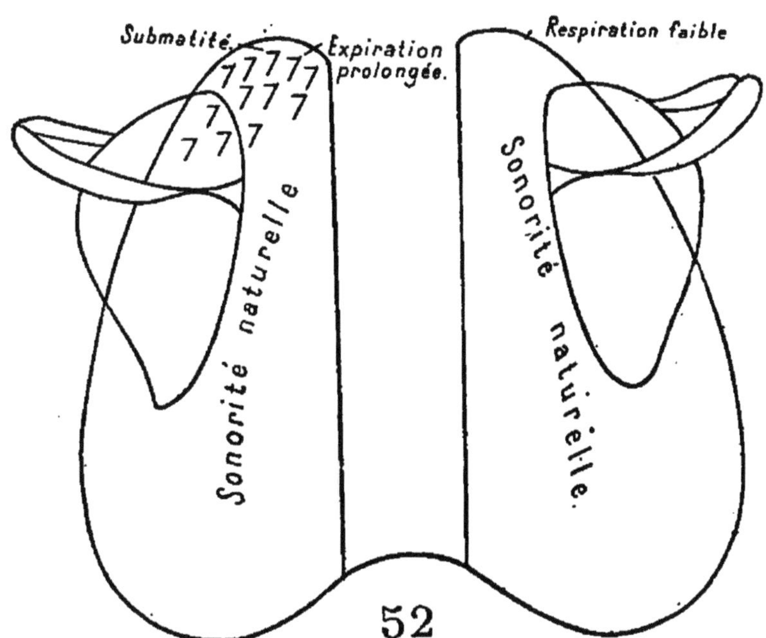

Fig 51 et 52. — Phthisie, schéma n° 1.

II. — *Deuxième période.*

A une période plus avancée de la maladie (fig. 53 et 54) :

— La submatité s'étend, en marchant de haut en bas.

— L'expiration prolongée s'étend aussi en progressant dans le même sens : UUU-UUU, UUU-UUU.

— Des râles secs (ronflants et sibilants) se font entendre dans le sommet, semblables à ceux de la bronchite : ronflements, sifflements : RRROOU et PIIII.

— Enfin, parfois l'on perçoit, au sommet opposé, des frottements (RRRA-RRA) qui indiquent des tubercules de la plèvre et une prochaine atteinte du poumon sain.

Symptômes cliniques. — Ce sont ceux de la première période, mais plus accusés.

— La toux, encore sèche, devient de plus en plus fréquente et tourmente le malade, non seulement le soir, mais dans la nuit.

— La pâleur, l'amaigrissement et l'essoufflement augmentent ; les omoplates deviennent saillantes.

— Les sueurs nocturnes, d'abord localisées à la poitrine, se généralisent.

— Très souvent les malades ont de la dyspepsie, des hémoptysies, des névralgies intercostales : la femme éprouve quelques troubles de menstruation.

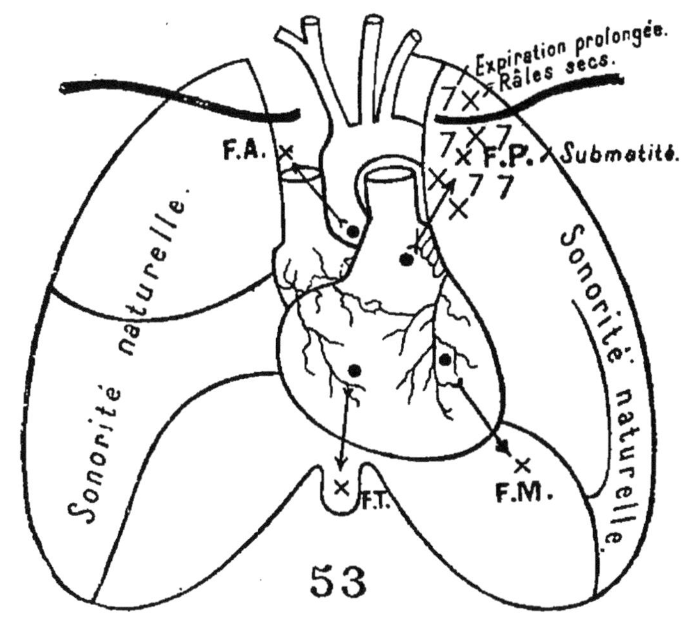

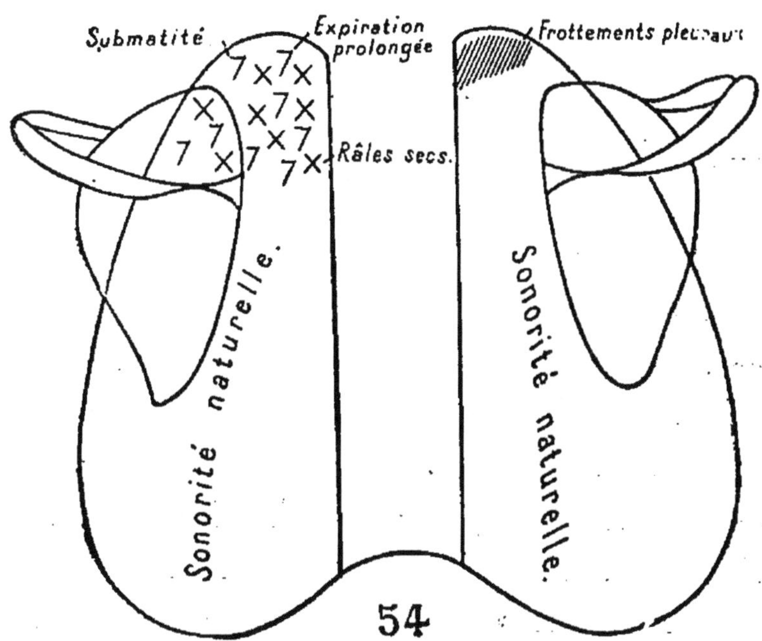

Fig. 53 et 54. — Phthisie, schéma n° 2.

III. — *Troisième période.*

La maladie est bien confirmée et à sa période d'état (fig. 55 et 56).

Aux symptômes de la période précédente (sub-matité, expiration prolongée, râles ronflants et sibilants) viennent se joindre :

— Des *craquements* (KRRA KRIK-KRRR), qui indiquent un commencement de ramollissement du poumon et sont un signe *caractéristique* et spécial à la phthisie. Ces craquements consistent, comme leur nom l'indique, en une suite de petits crépitements légèrement humides, peu nombreux, *inégaux* (ce qui les distingue des râles sous-crépitants fins et des râles crépitants) et se manifestent surtout dans l'inspiration et quand on fait tousser le malade.

—De l'*expiration prolongée* apparaît au sommet de l'autre poumon : UUU-UUU, UUU-UUU.

Symptômes cliniques. — La toux est plus fréquente et devient de plus en plus *grasse*.

— Les crachats, presque nuls au début, sont rendus en abondance ; ils sont verdâtres, opaques, *striés de lignes jaunes.*

— Tous les soirs, le pouls s'accélère, les mains deviennent chaudes et la fièvre s'allume, pour se terminer la nuit par une abondante transpiration.

— L'affaiblissement général augmente.

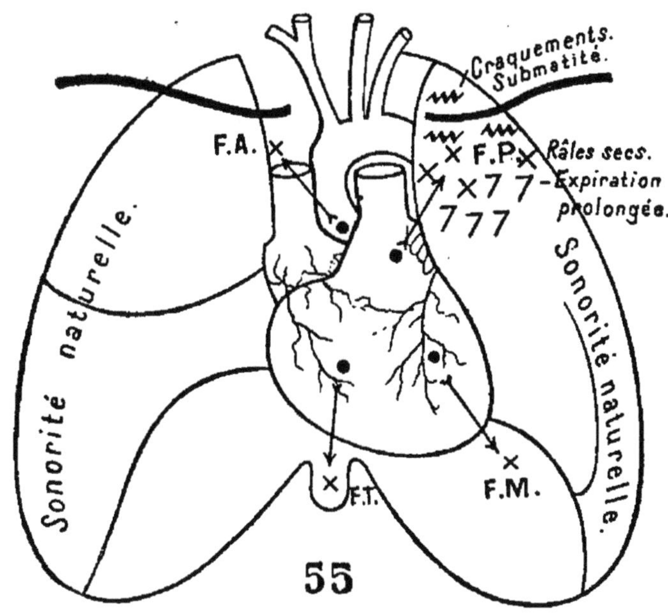

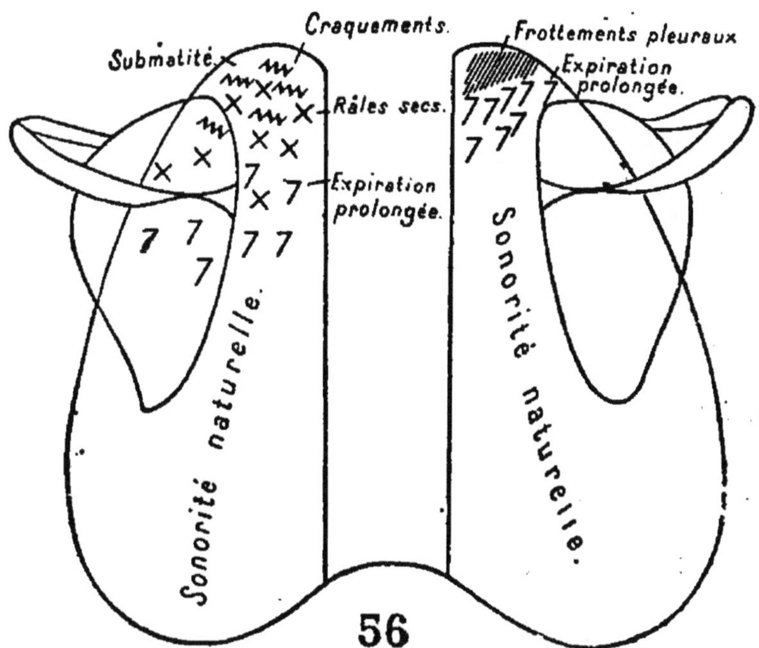

Fig. 55 et 56. — Phthisie, schéma n° 3.

IV. — *Quatrième période.*

La phthisie est plus avancée (fig. 57 et 58).

Les lésions marchent de haut en bas et ont envahi toute la moitié supérieure du poumon.

Celui-ci peut être divisé, au point de vue des signes auscultatifs et des lésions qui y correspondent, en quatre zones bien distinctes (voir fig. 58).

— Tout à fait au sommet, une zone A est le siège de râles sous-crépitants (GLGLGL-GL), signe caractéristique. Ceux-ci ont remplacé les craquements de la période précédente et indiquent que le tissu pulmonaire est arrivé à l'état de ramollissement complet. C'est à ce niveau, qu'à la période suivante, se développera une caverne, par suite de l'élimination par les crachats des parties ramollies.

— La zone B est le foyer de craquements (KRRAKRIK-KRRR), indice, comme nous l'avons vu, d'un commencement de ramollissement.

— Dans la zone C, qui vient ensuite, l'oreille perçoit de l'expiration prolongée, (UUU-UUU), signe d'une simple infiltration tuberculeuse s'avançant de plus en plus dans le poumon sain.

La zone D n'est le siège d'aucun bruit suspect et d'aucune lésion ; le murmure respiratoire est normal : UUU-U.

Les *symptômes cliniques* deviennent de plus en plus graves. Les crachats sont arrondis, *numulaires*. déchiquetés à leur pourtour.

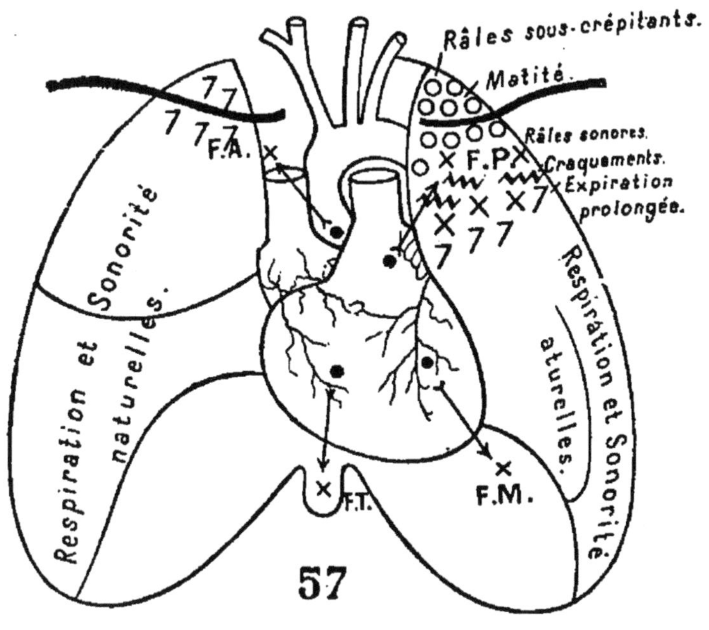

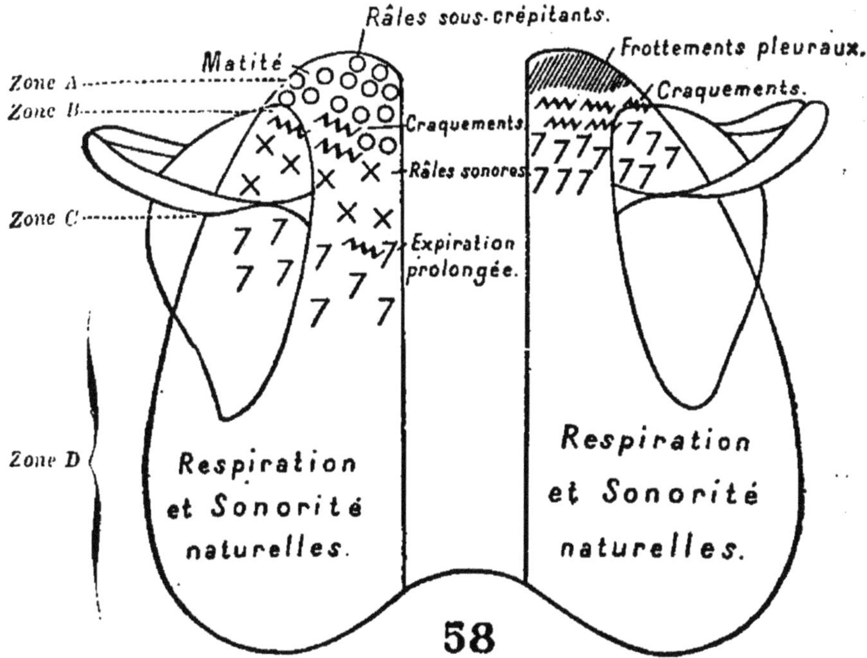

Fig. 57 et 58. — Phthisie, schéma n° 4.

V. — Cinquième période.

Les mêmes signes existent (fig. 59 et 60), mais les lésions sont plus profondes et une caverne s'est produite au niveau du point ramolli et se manifeste par un ou plusieurs de ses signes auscultatifs :

— *Du souffle caverneux*, semblable au bruit creux que l'on obtient en inspirant et en expirant avec force dans les deux mains disposées en une sorte de cornet : OUOUOU-OU, OUOUOU-OU.

— *De la voix caverneuse* : On dirait que la voix du malade, quand on le fait parler en l'auscultant, est creuse et sort d'un espace creux : c'est la voix du ventriloque.

— Du *gargouillement*, si la caverne contient des liquides. C'est un glou-glou semblable à celui qu'on détermine en soufflant dans de l'eau de savon avec un tube d'un gros calibre.

Enfin, très souvent, un bruit très net de *pot fêlé*, à la percussion, quand on percute le point caverneux en recommandant au malade de tenir la bouche ouverte.

Symptômes cliniques. — Les crachats sont devenus diffluents et forment une purée d'aspect sale, grisâtre, entourée d'une auréole de sang. C'est la période de la fièvre hectique, des sueurs nocturnes profuses, de la diarrhée, des troubles laryngés, etc. ; l'amaigrissement du malade est extrême.

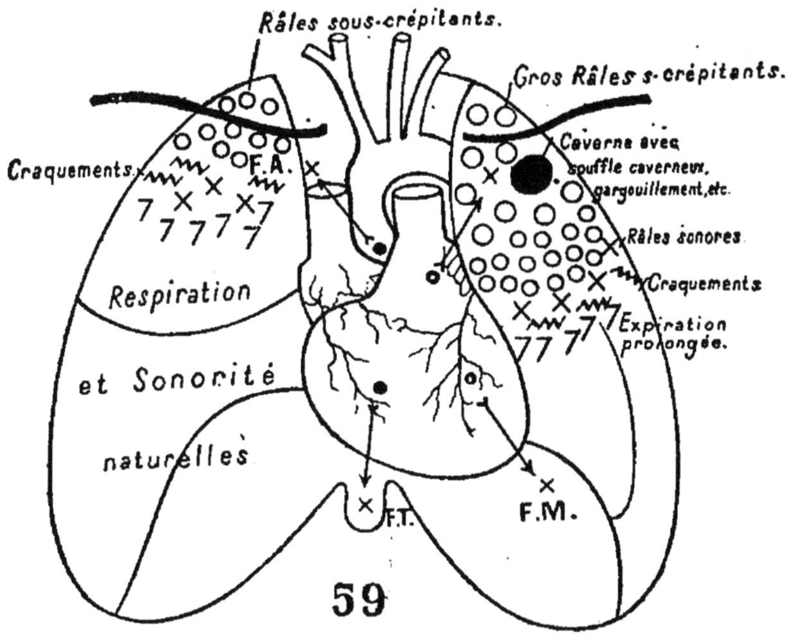

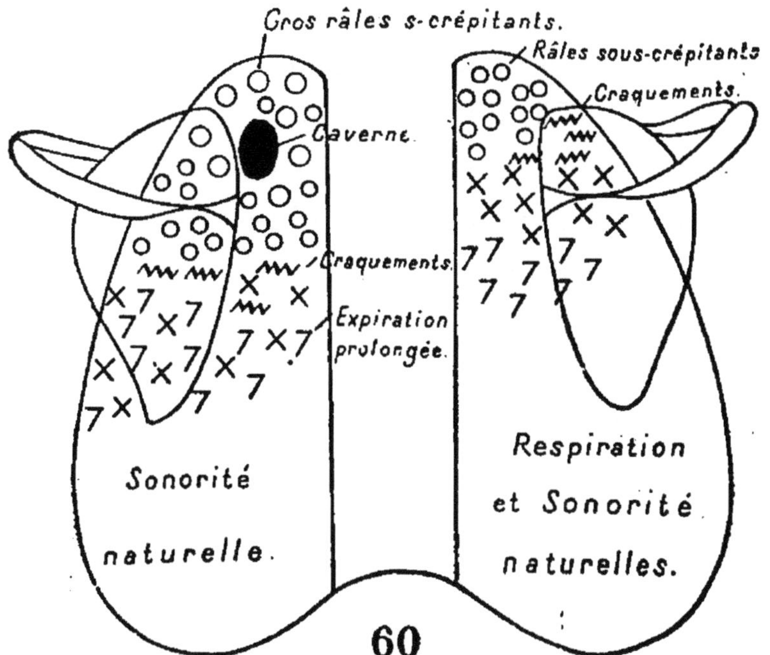

Fig. 59 et 60. — Phthisie, schéma n° 5.

VI. — *Dernière période.*

La phthisie est arrivée à sa dernière période :

Les deux poumons sont creusés de cavernes (fig. 61 et 62).

§ 5. — **Phthisie galopante.**

1° La phthisie galopante ressemble absolument à la phthisie commune par ses signes auscultatifs, envahissant, comme elle, le poumon de haut en bas et donnant lieu comme elle :

— Au début, à de l'*expiration prolongée*, UUU-UUU, signe d'infiltration tuberculeuse des sommets (voir p. 71, fig. 51 et 52).

Plus tard, à des *craquements*, KRRAKRIK-KRRR, indice d'un commencement de ramollissement (voir p. 75, fig. 55 et 56).

— Plus tard encore, à des *râles sous-crépitants,* GLGLGL-GL, symptôme d'un ramollissement complet (voir p. 77, fig. 57 et 58).

— Enfin, à sa dernière période, à des signes cavitaires : souffle caverneux, voix caverneuse, gargouillement (voir p. 78).

2° Elle diffère de la phthisie ordinaire par ses symptômes généraux, qui souvent la font.ressembler, à s'y méprendre, à la fièvre typhoïde : céphalalgie, stupeur, fièvre intense, mais sans cycle défini, etc.

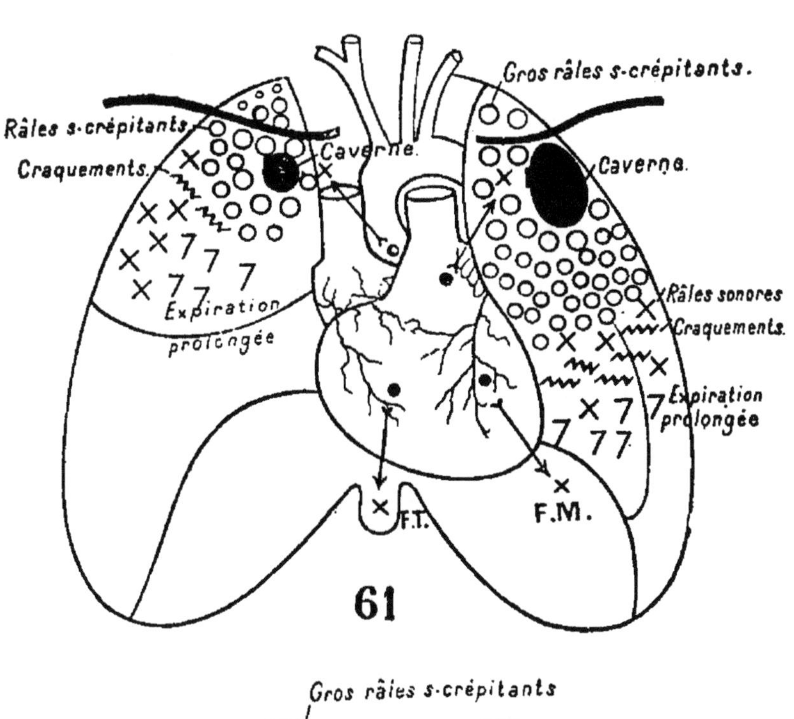

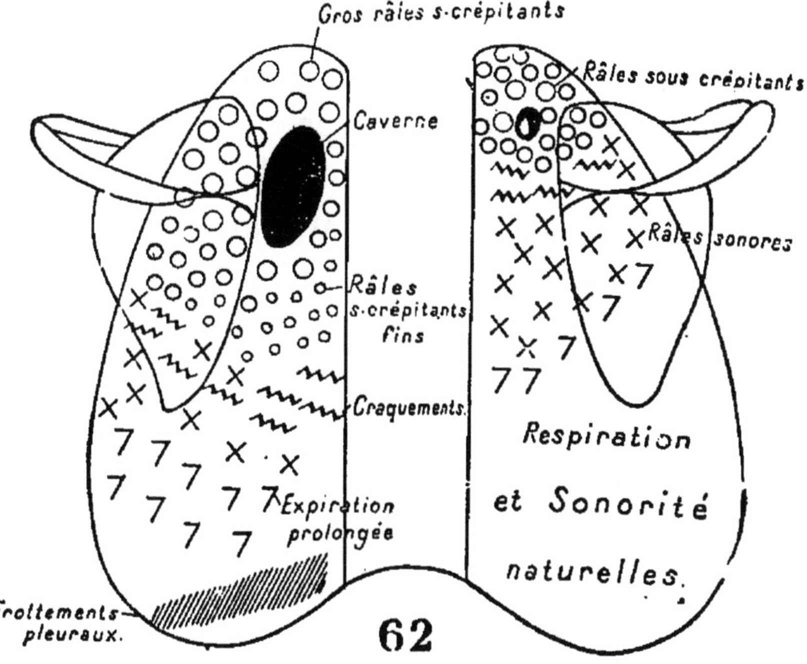

Fig. 61 et 62. — Phthisie, schéma n° 6.

§ 6. — **Gangrène pulmonaire.**

La gangrène a, au point de vue auscultatif, deux
périodes distinctes :

I. — *Première période.*

— Quand les parties sphacélées ne sont pas encore éliminées, on a une auscultation absolument
semblable à celle de la pneumonie à la période de
suppuration (comparer les figures 63 et 42).

— Un point central mat (noyau sphacélé);

— Du souffle tubaire (FFFUUU-EUEU) et de
la bronchophonie (voix bourdonnante) au même
point;

— Tout autour, une zone de râles sous-crépitants (GLGLGL-GL) se rattachant à la congestion
des bronches voisines du foyer.

Symptômes cliniques. — Maladie secondaire,
succédant toujours à un état pathologique déjà
grave par lui-même (pneumonies bâtardes, trau-
matismes pulmonaires, etc.), la gangrène du poumon est caractérisée à son début :

— Par une dépression subite et considérable des
forces du malade;

— Par une élévation brusque de la température;

— Enfin, *signe caractéristique*, par l'apparition,
chez le malade, d'une haleine extrêmement fétide
et repoussante.

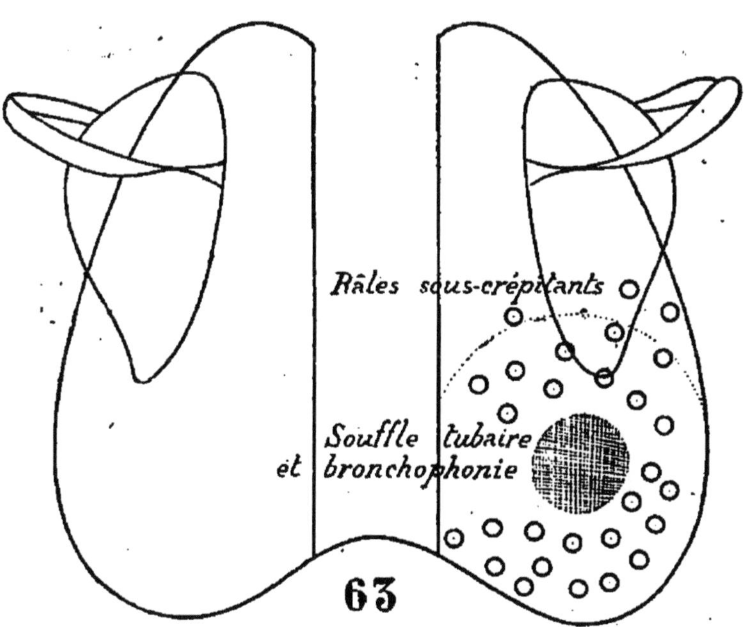

Fig. 63. — Gangrène : 1re période.

II. — *Deuxième période.*

Après l'élimination des parties mortifiées, il se forme une caverne qui se révèle par ses signes habituels (fig. 64) :

— Souffle caverneux : OUOUOU-OU ;

— Voix caverneuse ou de ventriloque ;

— Gargouillement : GLOU-GLOU.

Symptômes cliniques. — Ils sont caractéristiques :

— L'haleine du malade demeure d'une fétidité extrême, absolument repoussante, suffisante à elle seule pour infecter toute une salle d'hôpital ;

— Le malade rejette des crachats noirs-verdâtres ou rougeâtres, sanieux, très fétides aussi, composés d'un détritus brunâtre, sanguinolent par places, provenant de la destruction du tissu pulmonaire et contenant tous les éléments désagrégés de celui-ci ;

— Il survient souvent des hémoptysies plus ou moins graves ;

— L'affaiblissement et la prostration du malade sont extrêmes ;

— Enfin, la température reste toujours élevée, comme cela s'observe dans toutes les maladies putrides.

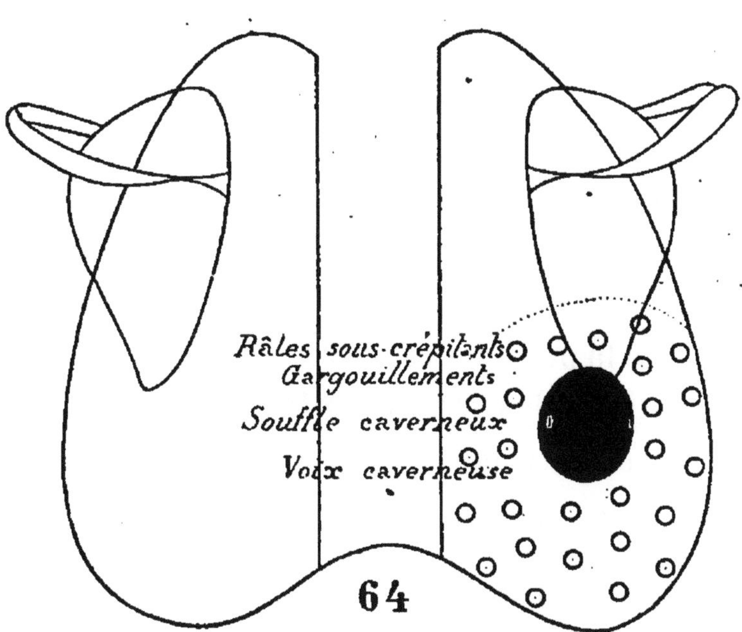

Fig. 64. — Gangrène : 2e période.

§ 7. — **Congestion et œdème.**

Mêmes signes auscultatifs dans les deux cas (fig. 65) :

— Sonorité diminuée (submatité ou matité) à l'une ou aux deux bases, en arrière ;

— Aux mêmes points, râles sous-crépitants très fins : GLGLGL-GL, GLGLGL-GL.

Symptômes cliniques. — Gêne plus ou moins forte dans le ou les côtés congestionnés ; respiration légèrement oppressée ; un peu de fièvre et quelques frissons dans les fluxions actives. Dans la *congestion rapide et générale* (cas extrêmement rare), toute la poitrine est envahie, en même temps, par de petits râles sous-crépitants et la gêne respiratoire est extrême.

§ 8. — **Apoplexie pulmonaire.**

En un point limité de la poitrine, plus souvent au *sommet* qu'ailleurs, se déclarent brusquement :

— De la submatité (fig. 66) ;

— Un foyer circonscrit de râles sous-crépitants très fins : GLGLGL-GL, GLGLGL-GL.

Symptômes cliniques. — Le malade a été pris d'une gêne subite de la respiration, de quintes de toux, de crachements de sang. Celui-ci est *rouge vermeil*, s'il vient des bronches ; *noir visqueux*, s'il s'est épanché dans l'épaisseur même du poumon.

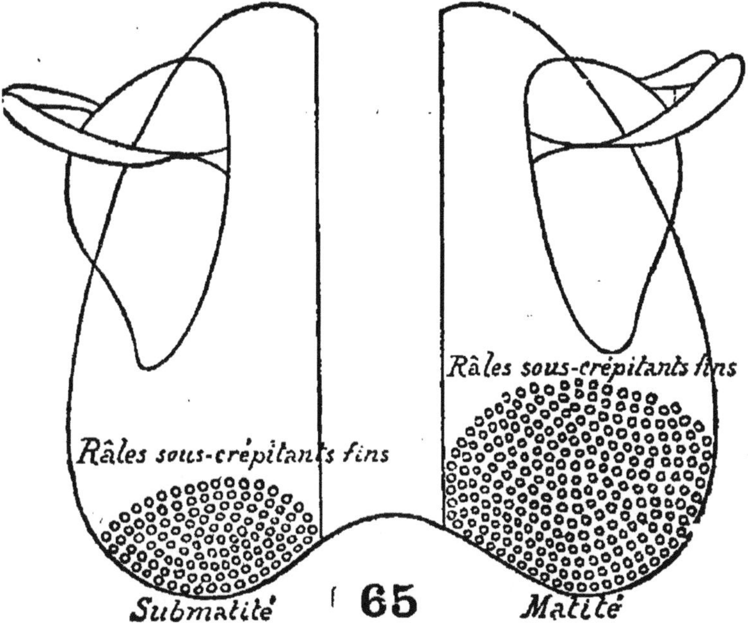

Fig. 65. — Congestion pulmonaire.

Ce schéma diffère de celui de la broncho-pneumonie (p. 53), par l'absence de souffle, et de celui de bronchite capillaire (p. 33), par la présence de la matité.

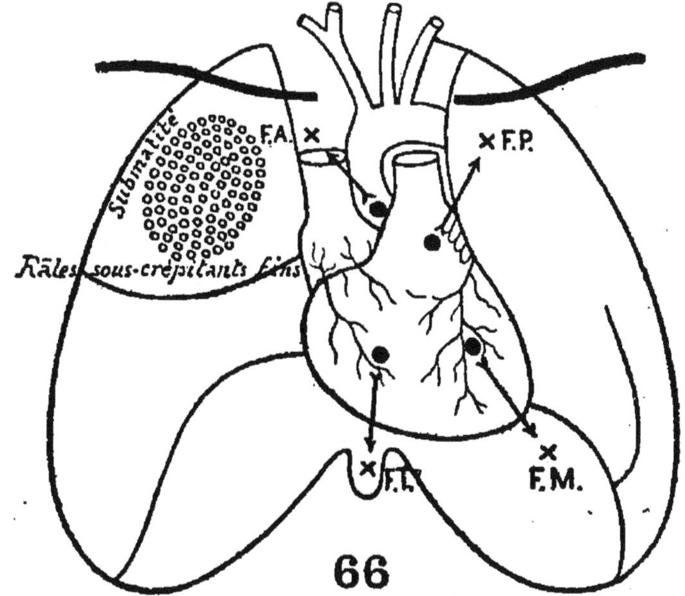

Fig. 66. — Apoplexie pulmonaire.

§ 9. — **Hydro-pneumothorax.**

L'hydro-pneumothorax consiste dans un épanchement de gaz et de liquide dans une des plèvres, et offre réunis les signes auscultatifs de la pleurésie (fig. 44, p. 63) et du pneumothorax (fig. 32, p. 51).

L'on a : matité, au niveau de l'épanchement liquide (zone bleue) ; — sonorité exagérée au-dessus, c'est-à-dire au niveau de l'épanchement gazeux (zone rouge) ; — sonorité et respiration naturelles dans tout le reste de la poitrine (zone jaune) ; — souffle, voix et toux amphoriques, à timbre en AOUOU, vers la couche gazeuse ; — tintement métallique à la jonction des deux fluides (le tintement métallique est une sorte de petit bruit, à timbre argentin, DINNN, tout à fait semblable à celui qu'on produirait en laissant tomber un grain de plomb dans une grande coupe de métal et qui se manifeste quand le malade respire, parle ou tousse. Il est tellement caractéristique qu'on le devine la première fois qu'il frappe l'oreille) ; — enfin, quelquefois, en secouant vivement le tronc du malade, on perçoit un bruit semblable au clapotement qu'on produit en agitant une grande carafe à moitié remplie d'eau. C'est le bruit de *fluctuation thoracique,* qu'on n'entend que dans l'hydro-pneumothorax (fig. 68).

Symptômes cliniques. — Les mêmes que ceux du pneumothorax, page 50.

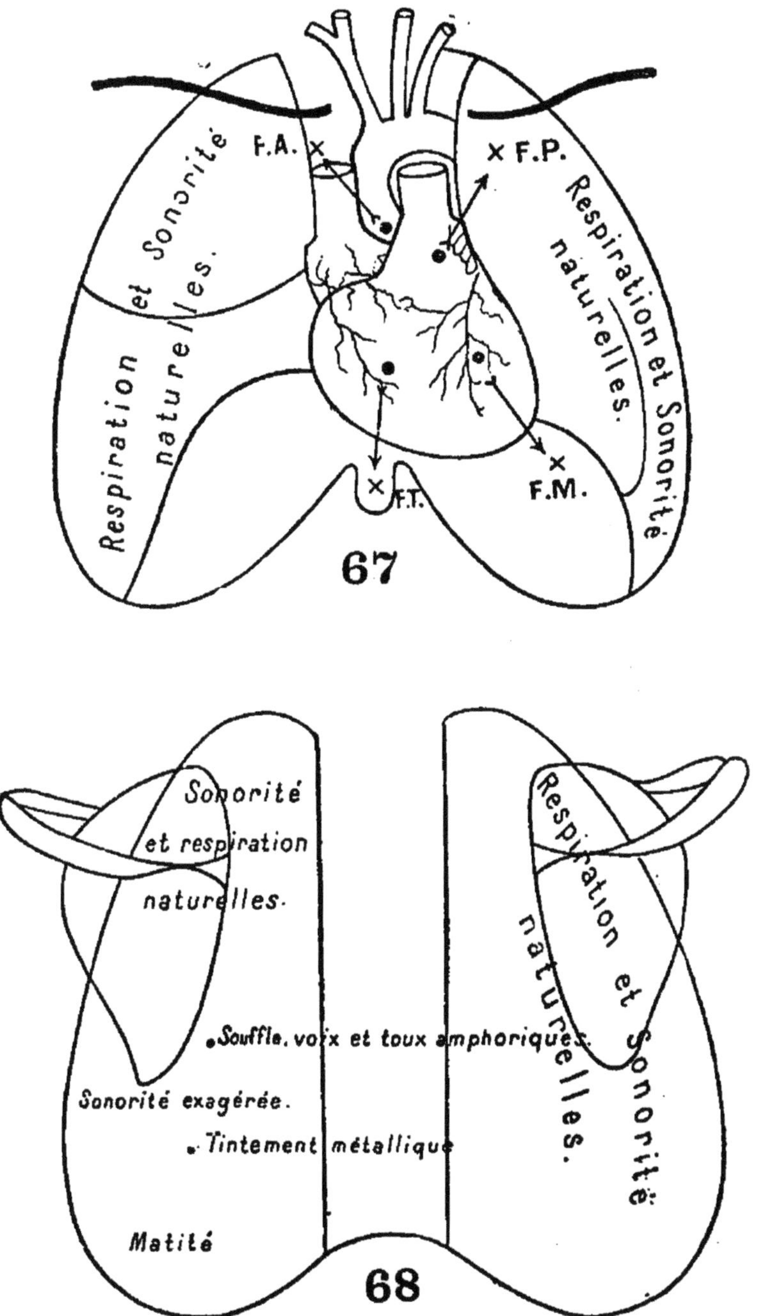

Fig. 67 et 68. — Hydro-pneumothorax.

DEUXIÈME PARTIE

AUSCULTATION DU CŒUR

CHAPITRE PREMIER

GÉNÉRALITÉS.

ARTICLE Ier. — ORIFICES DU CŒUR.

En jetant les yeux sur la figure 69, qui est théorique et représente l'appareil circulatoire dans son ensemble, on voit :

— qu'il existe, dans le cœur, quatre orifices :

L'orifice mitral A ;

L'orifice tricuspide B ;

L'orifice pulmonaire C ;

Et l'orifice aortique D,

— et que chacun de ces orifices possède une soupape ou valvule, destinée à diriger le cours du sang dans l'intérieur de l'organe.

Or, lorsqu'on parle d'une maladie de cœur, il

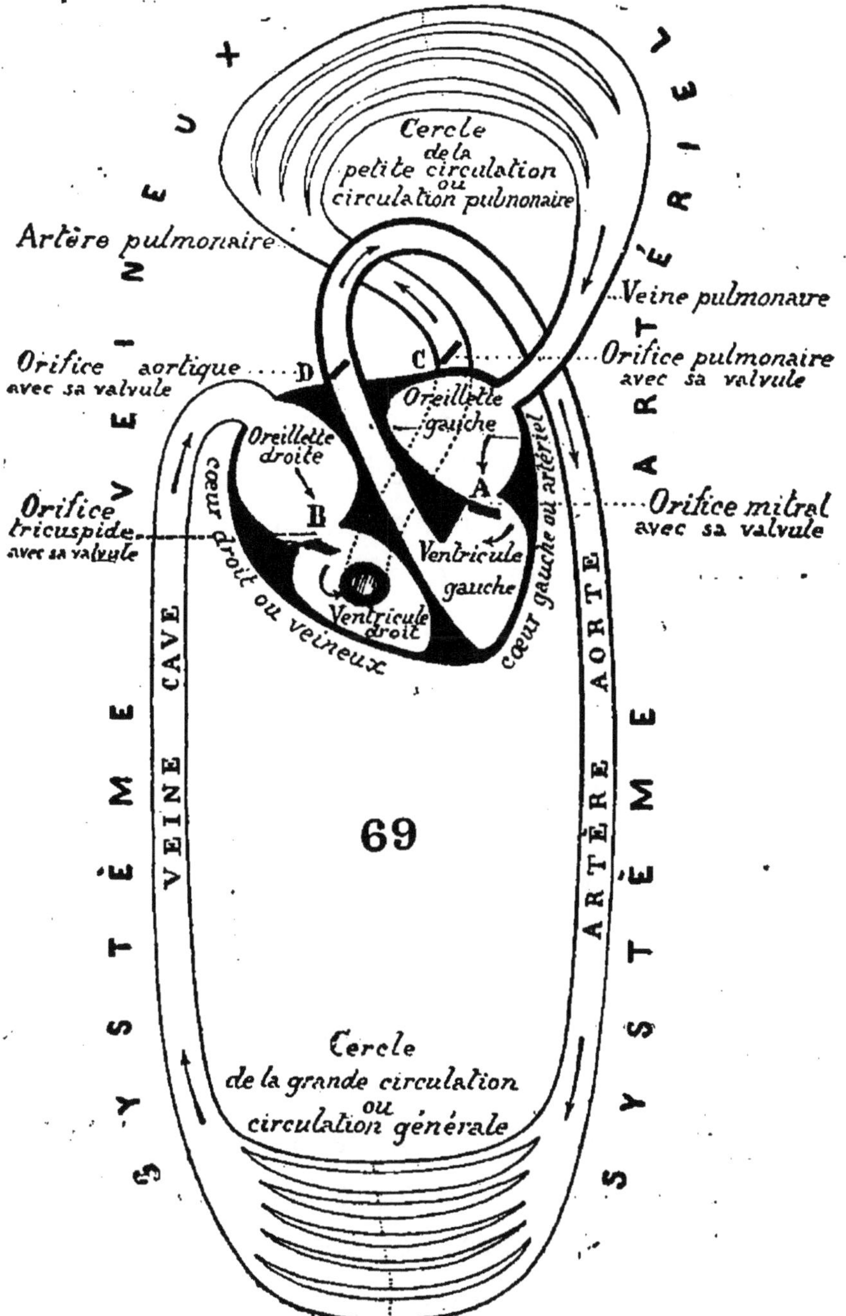

Fig. 69. — Figure théorique de l'ensemble de l'appareil
circulatoire.

s'agit, presque toujours, d'une lésion d'un de ces quatre orifices qui peut-être :

— Ou *rétréci*, c'est-à-dire diminué dans ses diamètres : c'est ce qu'on nomme un *rétrécissement*;

— Ou muni d'une valvule *insuffisante*, c'est-à-dire ne l'oblitérant pas complètement au moment où elle se ferme : c'est ce qu'on appelle une *insuffisance*;

— Ou, enfin, être à la fois et *rétréci* et muni néanmoins d'une valvule incapable de l'oblitérer : auquel cas on dit qu'il y a, en même temps, *insuffisance* et *rétrécissement*.

ARTICLE II. — AUSCULTATION A L'ÉTAT NORMAL.

Chez une personne qui se porte bien, chaque orifice du cœur fait entendre un bruit de *tac-tac*, qui se répète 65 à 75 fois par minute, chaque *tac-tac* étant séparé du précédent par un petit silence : le premier *Tac* coïncide avec la contraction des ventricules (systole); le second avec leur dilatation (diastole).

Or, il est des points sur la poitrine, où le bruit de *tac-tac*, afférent à chaque orifice, se fait entendre mieux qu'ailleurs. Ces points d'élection, qu'on appelle les *foyers d'auscultation* du cœur, sont au nombre de quatre comme les orifices (fig. 70).

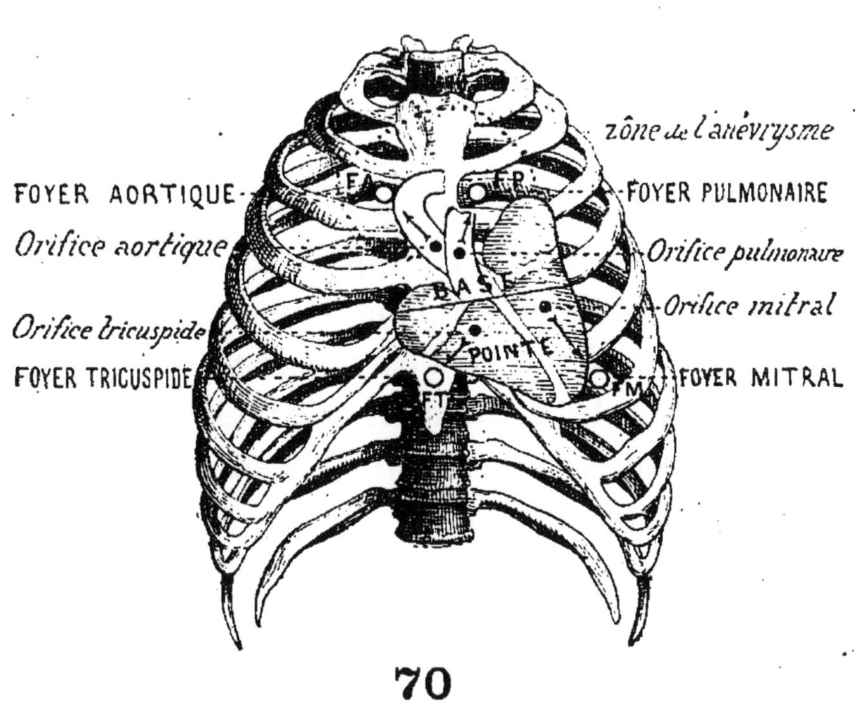

Fig. 70. — Auscultation du cœur.

Deux occupent la région de la pointe; les deux autres sont dans la région de la base.

Des deux points de la pointe :

L'un, FM, répond au cinquième espace intercostal gauche, à 10 centimètres de la ligne médiane : *c'est le foyer des bruits de l'orifice mitral;*

L'autre, FT, est situé à la base de l'appendice xiphoïde : *c'est le foyer des bruits de l'orifice tricuspide.*

Les deux points de la base occupent :

L'un, FP, le deuxième espace intercostal gauche, immédiatement en dehors du sternum : *c'est le foyer des bruits de l'orifice pulmonaire;*

L'autre, FA, le deuxième espace intercostal droit, en dehors aussi du sternum : *c'est le foyer des bruits de l'orifice aortique.*

ARTICLE III. — AUSCULTATION A L'ÉTAT MORBIDE.

§ 1ᵉʳ. — Temps du souffle.

Chez une personne qui a une maladie de cœur, c'est-à-dire une lésion d'un de ses orifices cardiaques, on entend, au niveau du foyer d'auscultation de cet orifice : — FFFFou-Tac, FFFFou-Tac (on dit alors qu'il y a un *souffle au premier temps*, c'est-à-dire au premier tac), — ou bien Tac-FFFFou, Tac-FFFFou, auquel cas on dit que le *souffle est au second temps*, c'est-à-dire au second tac, — ou, enfin, FFFFou-FFFFou, FFFFou-FFFFou, ce qui est l'indice d'un double souffle, c'est-à-dire d'un souffle à chaque temps ou chaque Tac.

Or :

1° Pour les orifices de la pointe (mitral et tricuspide) :

— *Un souffle au premier temps* (FFFFou-Tac) indique, qu'au moment de la systole (premier tac), il y a un reflux du sang dans les oreillettes, par conséquent que les orifices mitral ou tricuspide ne sont pas suffisamment fermés, et, par suite, qu'il y a une insuffisance de valvules :

— Donc, *souffle au premier temps* (FFFFou-Tac) = *insuffisance*.

— *Un souffle au second temps* (Tac-FFFFou),

au contraire, montre qu'au moment de la diastole (deuxième tac), le sang passe difficilement des oreillettes dans les ventricules, à travers les orifices auriculo-ventriculaires et, par conséquent, que ceux-ci doivent être rétrécis : — Donc, *souffle au second temps* (Tac-FFFFou) indique *rétrécissement*.

2° Pour les orifices de la base (pulmonaire et aortique), c'est l'inverse :

— *Un souffle au premier temps* (FFFFou-Tac) ne peut provenir que de ce que, au moment de la systole (premier tac), le sang passe, avec effort et frottement, dans les orifices pulmonaire ou aortique à travers lesquels il est lancé : le *souffle au premier temps* indique donc un *rétrécissement* de ces orifices. FFFFou-Tac=*rétrécissement*.

— *Un souffle au second temps* (Tac-FFFFou) démontre, au contraire, qu'au moment de la diastole (deuxième tac), le sang, que la systole a lancé dans les artères, a de la tendance à revenir sur lui-même par les orifices incomplètement oblitérés de celles-ci : par conséquent que les valvules de ces orifices sont insuffisantes : donc Tac-FFFFou=*insuffisance*.

3° Pour les quatre orifices, un *souffle aux deux temps ou double souffle* (FFFFOU-FFFFOU) est l'indice d'une double lésion, c'est-à-dire de la présence simultanée, au même point, et d'une *insuffi-sance* et d'un *rétrécissement*.

4° Le tableau suivant résume ce qui précède :

Pointe ... { Souffle au 1er temps = Insuffisance.
            { Souffle au 2e temps = Rétrécissement.

Base ..... { Souffle au 1er temps = Rétrécissement.
            { Souffle au 2e temps = Insuffisance.

Aux quatre orifices, souffle aux deux temps = In. et Rét.

Moyen mnémotechnique : Pointe = IR (l'insuffisance au 1er temps); Base = RI (le rétrécissement est le 1er).

§ 2. — Timbre du souffle.

Quant au timbre du souffle, il peut être : — doux, moelleux, à peine perceptible, — ou, au contraire, dur, rugueux, grinçant.

1° Le souffle *doux :*

— Dans la majorité des cas, est assez bien représenté par le mot FFFFOU, que nous avons adopté pour le désigner.

— Quelquefois, cependant, c'est un *piaulement* musical à sonorité variable : PIIII, PIIOU.

— D'autres fois, un sifflement : PSSIIT.

2° Le souffle *dur*, caractérisé par la rudesse de son timbre, ressemble au contraire :

— A un bruit de *râpe* : RRRR;

— De *lime* : FFRR ;

— Ou de *scie* : KKRR, KKRR.

Or, l'expérience a depuis longtemps démontré la vérité de cette importante *règle clinique*, à savoir qu'une lésion cardiaque est, d'ordinaire, d'autant plus accentuée que le souffle qui la décèle a lui-même le timbre plus rude et strident : — un *souffle doux* indiquant des lésions très faibles et curables, quelquefois même de simples troubles *nerveux* ou *anémiques;* — un *souffle dur*, au contraire, devant faire soupçonner des lésions anciennes, rugueuses, organisées, incurables.

§ 3. — Intensité du souffle.

L'intensité des souffles et des claquements (des Tac-Tac), perçus par l'oreille aux foyers d'auscultation du cœur, peut être *moyenne, très forte* ou *très faible.*

L'expérience clinique démontre que :

— Les souffles d'intensité modérée et les claquements, ne s'écartant pas beaucoup de la *moyenne* ordinaire, indiquent un cœur d'une force normale, par conséquent un muscle cardiaque sain et non altéré ;

— Que des souffles intenses, avec des claquement forts, retentissants et des battements énergiques, dénotent, au contraire, un muscle vigoureux et hypertrophié ;

— Enfin, que les bruits faibles, sourds, mal frappés, doivent faire penser, dans la majorité des cas, à un cœur sans force, mou, flasque, dégénéré.

ARTICLE IV. — RÉSUMÉ.

Une maladie de cœur, consistant presque toujours en une lésion d'un des orifices, il s'agit, lorsqu'on veut savoir si un cœur est malade :
— d'appliquer successivement l'oreille sur chacun des foyers d'auscultation de ses orifices ; — d'examiner à quel temps existe le souffle ; — d'apprécier exactement le timbre de ce souffle, — et de se rendre compte également de son intensité et de celle des claquements (des TAC-TAC).

— Le *foyer d'auscultation* montre quel est l'orifice du cœur qui est lésé ;

— Le *temps du souffle* fait voir le genre de lésion (insuffisance, rétrécissement ou les deux réunis) ;

— Le *timbre* donne des probabilités sur la curabilité ou l'incurabilité ;

— Enfin, l'*intensité du souffle et des claquements* fournit des indications sûres sur l'état du muscle cardiaque lui-même (état normal, hypertrophie ou atrophie).

CHAPITRE II

MALADIES DU COEUR EN PARTICULIER.

Nous étudierons successivement, en appliquant strictement à chacune d'elles les principes énoncés dans le chapitre précédent :

1° Les *lésions mitrales*, qui sont les plus fréquentes des maladies de cœur ;

2° Les *lésions tricuspides*, beaucoup moins importantes et plus rares ;

3° Les *lésions de l'orifice pulmonaire*, affections exceptionnelles et dont on ne connaît que quelques exemples ;

4° Les *lésions de l'orifice aortique*, qui, par leur fréquence et leur importance, viennent immédiatement après les lésions mitrales ;

5° Les *lésions des orifices du cœur*, vues dans leur ensemble (tableau synoptique) ;

6° L'*asystolie*, qui est la période ultime des lésions précédentes ;

7° La *péricardite*, ou inflammation de l'enveloppe du cœur;

8° L'*anévrysme de l'aorte*, qui occupe une grande

place dans la pathologie de l'appareil circulatoire ;

9° La *chloro-anémie*, qui s'accompagne de signes auscultatifs spéciaux ;

10° Enfin, les autres maladies de cœur, beaucoup moins importantes que les précédentes au point de vue de l'auscultation.

ARTICLE Iᵉʳ. — LÉSIONS MITRALES.

Ce sont de beaucoup les plus fréquentes de toutes les maladies de cœur, celles qu'on observe journellement. Elles existent à tout âge et reconnaissent le plus ordinairement pour cause l'endocardite rhumatismale, à laquelle elles succèdent.

Leur foyer commun d'auscultation est le *foyer mitral*, c'est-à-dire un point situé au niveau du cinquième espace intercostal gauche, à 10 centimètres de la ligne médiane.

Or, en mettant l'oreille sur ce point (voir fig. 71), on peut entendre :

FFFFou-Tac, s'il y a *insuffisance ;*

Tac-FFFFou, s'il y a *rétrécissement ;*

FFFFou-FFFFou, s'il y a en même temps insuffisance et rétrécissement, ce qui arrive fréquemment. On dit alors qu'il existe un *souffle prolongé de la pointe.*

Nous allons passer successivement en revue chacune de ces lésions.

§ 1ᵉʳ. — Insuffisance mitrale.

En jetant les yeux sur la figure théorique 69, (page 91), on voit immédiatement que l'insuffisance mitrale doit permettre, au moment de la contraction ventriculaire (systole), le retour du sang du ventricule gauche dans l'oreillette gauche. Le claquement, produit par le redressement de la valvule mitrale (par conséquent le premier tac), doit donc être remplacé par un bruit de souffle se produisant au moment de la contraction du ventricule. L'insuffisance mitrale ne peut donc se traduire à l'auscultation que par un souffle au premier temps, FFFFou-Tac, FFFFou-Tac, qui est, en effet, le signe caractéristique de la lésion.

Symptômes cliniques. — Ils sont très nets.

— Le souffle se propage, en haut et en dehors, vers le creux de l'aisselle (fig. 71), et se fait entendre quelquefois jusque dans le dos, au-dessous de la pointe de l'omoplate gauche. — Il est ordinairement doux, *en jet de vapeur*, bref, instantané (FFFFou). — Le claquement qui le suit (le 2ᵉ Tac) est souvent fort, *éclatant*, et l'oreille perçoit FFFFou-TAN, FFFFou-TAN, bruit caractéristique de l'insuffisance mitrale.

— Le pouls (ce que fait bien voir le tracé sphygmographique, fig. 73) est *toujours petit* et *souvent*

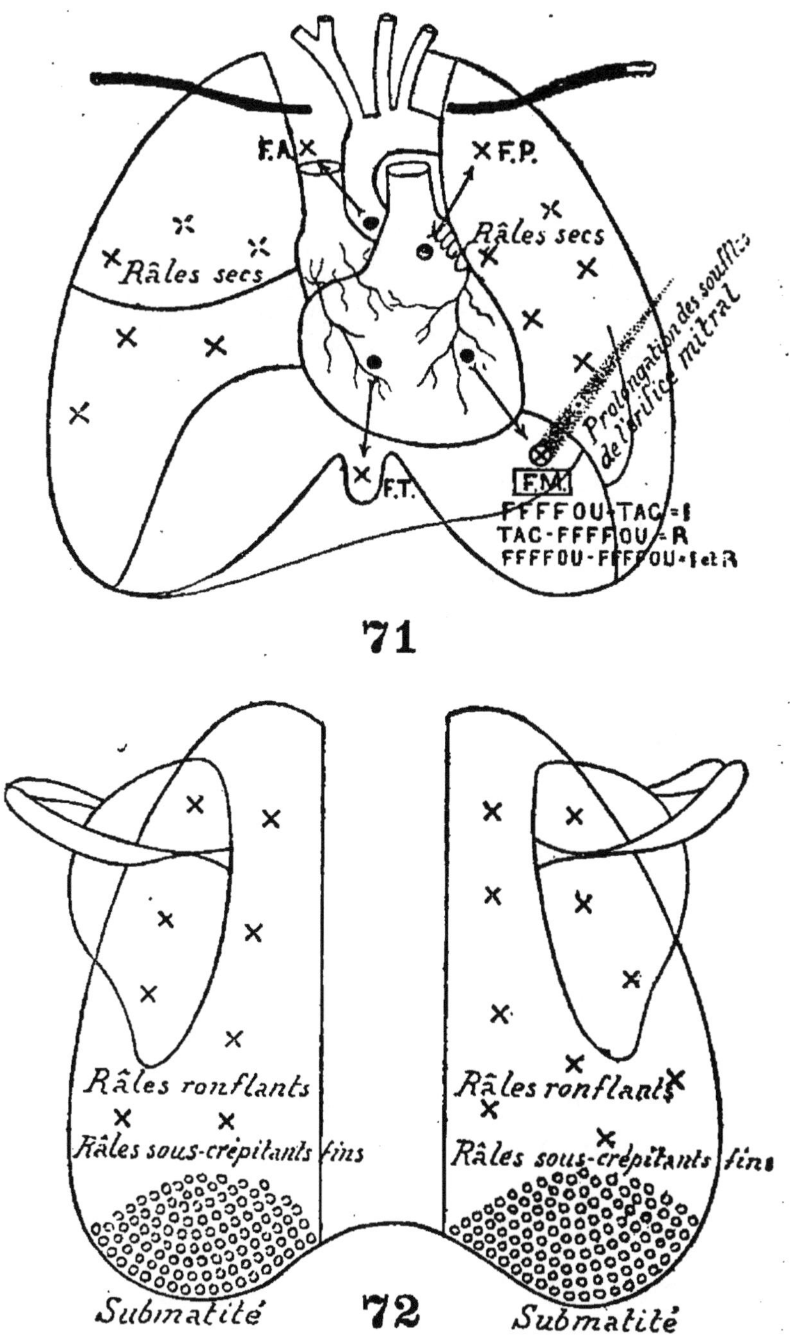

Fig. 71 et 72. — Lésions mitrales.

irrégulier : — *petit*, l'aorte recevant moins de sang qu'à l'ordinaire, par suite du reflux dans l'oreillette ; — *irrégulier*, à cause du volume variable de l'ondée sanguine à chaque systole.

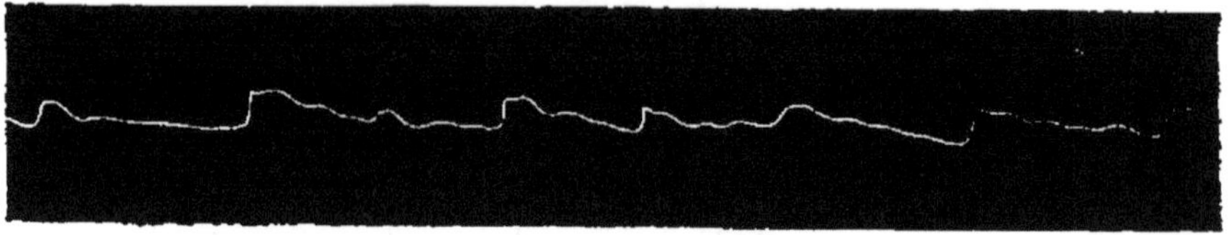

Fig. 73. — Tracé de l'insuffisance mitrale.

— Les bases des poumons (voir fig. 72) deviennent, de bonne heure, le siège de nombreux râles sous-crépitants fins, indice d'une *congestion* produite par la gêne qui se manifeste très vite, dans le courant de la petite circulation, par le reflux du sang en arrière de l'orifice mitral à chaque contraction ventriculaire (voir fig. schématique, p. 91).

— Ce n'est qu'à une période plus avancée de la maladie que se montrent les autres symptômes communs à la plupart des affections du cœur (œdème des jambes, ascite, congestion du foie, essoufflement extrême, etc.), la stase veineuse ayant gagné, de proche en proche, jusqu'au système veineux général.

§ 2. — Rétrécissement mitral.

Au moment de la contraction de l'oreillette (deuxième tac), le sang passe difficilement et avec effort de celle-ci dans le ventricule, à travers un orifice rétréci : il en résulte donc, à ce moment, un bruit de frottement ou de souffle, qui doit remplacer le second tac normal. Le rétrécissement mitral doit donc être caractérisé auscultativement par un bruit de souffle au deuxième temps ou deuxième tac : Tac-FFFFou, Tac-FFFFou...

Symptômes cliniques. — Se montrant dès l'enfance, surtout chez les petites filles, le rétrécissement mitral a une symptomatologie spéciale.

— Le bruit, perçu à l'auscultation, comme celui de l'insuffisance, se propage dans l'aisselle et jus-

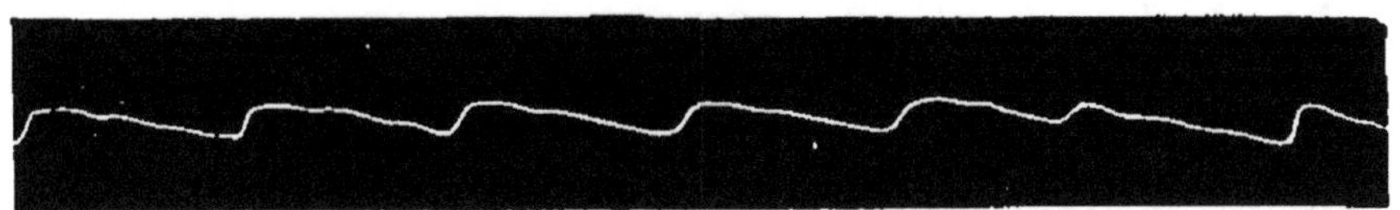

Fig. 74. — Tracé du rétrécissement mitral.

qu'au côté gauche du dos. — Le claquement (ou TAC) qui précède le souffle est tellement fort et énergique, qu'il suffit souvent à lui seul au diagnostic. — Quant au souffle lui-même, c'est une sorte de roulement sourd et ronflant, caractéristique (rrou, rrou) : on entend TAC-rrou, TAC-rrou, TAC-rrou, un 1er TAC énorme et un roulement sourd. — Quelquefois, cependant, le roulement manque et est remplacé par le dédoublement du 2e TAC ; on perçoit alors TAC-ta-ta, TAC-ta-ta, bruit qui est

regardé aussi comme caractérisant quelquefois le
rétrécissement mitral.

— Comme dans l'insuffisance (voir fig. 74), le
pouls est *petit*, le ventricule recevant moins de sang
qu'à l'ordinaire et en lançant moins dans l'aorte ;
mais, à l'inverse de ce qu'on observe dans l'insuffisance, il est assez *régulier*, l'ondée sanguine restant
à peu près constamment égale à elle-même.

— De bonne heure, les bases des poumons deviennent, comme dans l'insuffisance, le siège d'une
congestion passive (nombreux râles sous-crépitants
fins), produite par la stase précoce que le rétrécissement détermine au-dessus de lui dans la petite
circulation (voir fig. 69, p. 91).

— Plus tard, bien plus tard, la gêne circulatoire
gagne le système veineux général, et l'on observe
les signes d'une stase veineuse généralisée : œdème
des jambes, ascite, cyanose de la face, etc.

§ 3. — Insuffisance et rétrécissement réunis.

Très souvent (ce sont même les maladies du
cœur les plus fréquentes), il y a en même temps
insuffisance et rétrécissement : — *insuffisance*, la
valvule ne s'abaissant pas suffisamment à chaque
systole ; — *rétrécissement*, l'orifice mitral étant
lui-même rétréci et diminué dans ses diamètres.

Dans cette lésion complexe (fig. 71), il y a deux

souffles, un à chaque temps, et le Tac-Tac normal devient théoriquement FFFFou-FFFFou. C'est ce qu'on appelle le *souffle prolongé de la pointe*, signe caractéristique de la lésion mitrale double.

Symptômes cliniques. — Se rapprochent beaucoup de ceux de l'insuffisance et du rétrécissement.

— Le bruit perçu à l'auscultation, (bruit qui s'entend jusque dans l'aisselle et derrière le dos), a souvent une consonance particulière que l'on a traduite par le mot FFFFOU-ta-ta-rrou, —FFFFOU étant le souffle en jet de vapeur de l'insuffisance :

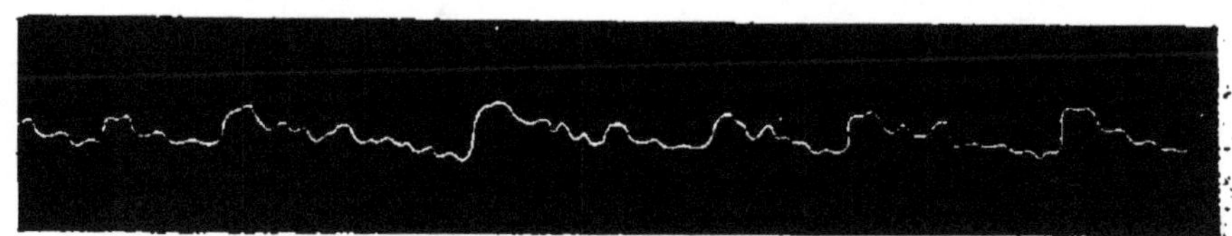

Fig. 75. — Tracé de l'insuffisance et du rétrécissement réunis.

— rrou, le roulement du rétrécissement ; — ta-ta, le dédoublement du 2e TAC, qui se produit souvent ici, en même temps que les souffles, et constitue un des signes distinctifs de la lésion. Quelques auteurs font, de ce bruit spécial, un signe pathognomonique du rétrécissement mitral pur ; d'autres, avec plus de raison selon nous, un signe de l'insuffisance et du rétrécissement réunis.

— Le pouls est petit, fréquent et irrégulier (fig. 75) : —*petit*, comme dans l'insuffisance et le rétrécissement seuls et pour les mêmes causes : — *fréquent*, le cœur cherchant à suppléer à la faiblesse des ondées par le nombre des pulsations : — *irrégulier*, enfin, l'irrégularité pouvant revêtir une des formes suivantes :

Un battement fort alterne avec un faible (pouls alternant) ;

Un battement fort est suivi d'une série de petits battements de plus en plus faibles (pouls *myure* ou en queue de rat) ;

Les battements se succèdent deux par deux, (pouls bigéminé), trois par trois, quatre par quatre, cinq par cinq, chaque série étant suivie d'une pause plus ou moins longue (pouls trijugué, quadrijugué, quintijugué, etc.) ;

Il y a absence d'un battement complet, à intervalles plus ou moins rapprochés (pouls intermittent) ;

Enfin, les battements sont inégaux, confus, sans aucune règle (arythmie absolue).

— Dans l'insuffisance et le rétrécissement réunis, les bases des poumons s'engorgent de bonne heure, comme dans le rétrécissement et l'insuffisance seuls, et sont le siège de nombreux râles sous-crépitants fins. Les malades toussent et s'essoufflent facilement.

— A une période plus avancée de la maladie, on

observe les mêmes signes de congestion veineuse généralisée que dans chaque lésion séparée : enflure des jambes, ascite, congestion du foie, etc., etc.

§ 4. — Résumé des lésions mitrales.

Ces lésions, en les considérant dans leur ensemble, ont toutes pour signes constants et caractéristiques :

1° Un souffle qui, né au foyer mitral, se propage dans l'aisselle gauche et jusqu'au côté gauche du dos ;

2° Un pouls toujours très petit, *régulier* dans le rétrécissement, *irrégulier* dans l'*insuffisance*, *irrégulier* et *fréquent* dans l'union des deux lésions ;

3° Enfin, la congestion précoce des deux poumons, congestion qui se traduit par la présence de nombreux râles sous-crépitants fins, aux deux bases en arrière.

ARTICLE II. — LÉSIONS TRICUSPIDES.

Ces lésions sont très rares. Leur foyer commun d'auscultation, dit *foyer tricuspide*, siège au niveau de la base de l'appendice xiphoïde.

Or, en auscultant ce foyer, on peut entendre, comme au foyer mitral (voir fig. 80, p. 113) :

FFFFou-Tac, s'il y a insuffisance ;

Tac-FFFFou, s'il y a rétrécissement;

FFFFou-FFFFou, s'il y a en même temps insuffisance et rétrécissement.

§ 1er. — Insuffisance tricuspide.

Un souffle au premier temps ou premier tac (FFFFou-Tac), étant l'indice qu'au moment de la systole un liquide reflue à travers l'orifice tricuspide, ne peut signifier qu'une *insuffisance :* donc FFFFou-TAC = *insuffisance.*

Symptômes cliniques. — L'insuffisance tricuspide n'est presque jamais primitive; elle se manifeste habituellement à la suite des lésions mitrales, qu'elle finit toujours par compliquer.

Son souffle est bref, doux, piaulant (PIII, PIOU) et ne se propage qu'à 2 ou 3 centimètres de son foyer d'origine, dans la direction de la pointe du cœur (mamelon gauche). — On entend PIOU-TAC, PIOU-TAC.

Les veines du cou (les jugulaires), recevant immédiatement l'ondée sanguine en retour, par suite de la non-occlusion de l'orifice tricuspide (voir fig. schématique, p. 91), deviennent le siège d'un pouls *veineux systolique*, que l'on peut considérer comme un signe caractéristique de la lésion.

Le foie également se congestionne rapidement, par suite du reflux veineux dans la veine cave, et devient le siège de battements expansifs systoliques, sensibles à la palpation, et caractéristiques aussi de l'insuffisance.

Les signes d'une pléthore veineuse généralisée (œdème des jambes, ascite, etc.), sont beaucoup plus précoces ici que dans les lésions mitrales, l'orifice tricuspide commandant directement au système veineux général, tandis que l'orifice mitral en est séparé par tout le cercle de la petite circulation (fig. schématique, fig. 69, p. 91).

Le cercle de la petite circulation, s'interposant aussi entre l'orifice tricuspide et l'aorte, il en résulte que les lésions tricuspides, à l'inverse des mitrales, n'ont aucune influence sur le pouls.

§ 2. — Rétrécissement tricuspide.

Rencontré quelquefois chez la femme, il est extrêmement rare et se traduit forcément par un souffle au deuxième temps, c'est-à-dire coïncidant avec le moment précis où l'oreillette se contracte (diastole) et fait passer le sang à travers l'orifice tricuspide rétréci : Tac-FFFFou = rétrécissement.

Symptômes cliniques. — Peu différents de ceux de l'insuffisance.

Le souffle est une sorte de roulement (rrou), comme dans le rétrécissement mitral, et n'est perçu

que dans un point limité de la base de l'appendice
xiphoïde, avec une légère propagation à gauche
dans la direction de la pointe : on entend : TAC-
rrou, TAC-rrou.

Les jugulaires se gonflent, à cause de la stase
veineuse existant en amont du rétrécissement,
mais ne peuvent battre comme dans l'insuffisance, la valvule tricuspide en se relevant ne per-
mettant pas le reflux du sang en arrière de l'orifice,
à chaque systole.

Le foie se congestionne fortement, en raison de
la stase veineuse de la veine cave, mais, pour la
même cause que tout à l'heure (la suffisance de la
valvule), ne devient le siège d'aucun battement.

Les signes d'une pléthore veineuse généralisée
(œdème des jambes, ascite, etc.), sont précoces
comme dans l'insuffisance.

§ 3. — Insuffisance et rétrécissement réunis.

Les deux lésions ne sont jamais réunies : elles
se traduiraient d'ailleurs par un double souffle ou
souffle prolongé : FFFFou-FFFFou.

§ 4. — Résumé des lésions tricuspides.

En somme, ces lésions ont pour caractères distinctifs :

1° La présence d'un souffle qui, né à la base de

l'appendice xiphoïde, ne se propage que très **fai-
blement** en haut et à gauche dans la direction de
la pointe (mamelon gauche).

2° Un gonflement prononcé et constant des **jugulaires**, qui restent immobiles dans le rétrécissement, mais battent, à chaque systole, dans l'insuffisance.

3° Enfin, l'augmentation de volume du foie, qui,
dans l'insuffisance, est, comme les jugulaires, animé
de battements systoliques.

Le diagnostic des lésions tricuspides est aux *jugulaires* et au *foie*, de même que celui des lésions
mitrales est au pouls et aux poumons.

ARTICLE III. — LÉSIONS DE L'ORIFICE PULMONAIRE.

Les lésions de l'orifice pulmonaire sont extrêmement rares. Leur foyer d'auscultation, dit *foyer
pulmonaire*, est situé au niveau du deuxième espace
intercostal gauche, immédiatement en dehors **du
sternum.**

§ 1er. — Insuffisance.

C'est une lésion dont on a vu que quelques
exemples, et qui a pour signe un souffle au deuxième
temps : Tac-FFFFou, qui se prolonge, en haut et
à gauche, dans la direction de la clavicule.

§ 2. — Rétrécissement.

Observé quelquefois chez le nouveau-né ou chez le tuberculeux, le rétrécissement se traduit par un souffle au premier temps (FFFFou-TAC), au moment précis où l'ondée sanguine franchit l'orifice rétréci.

Le souffle est ordinairement rude, intense (FFRRou), se prolonge en haut et à gauche jusqu'à la clavicule, mais n'a aucun retentissement dans les vaisseaux du cou.

La caractéristique de la lésion est la teinte bleuâtre, cyanosée des téguments, teinte surtout prononcée à la face, aux lèvres, aux extrémités et que l'on attribue à une insuffisance de l'hématose.

On observe, aussi très souvent, une dilatation variqueuse de la plupart des veines périphériques.

Les signes de la stase veineuse généralisée (œdème des jambes, ascite, etc.), sont très précoces.

§ 3. — Insuffisance et rétrécissement réunis.

Ils ne sont que très rarement rencontrés ensemble : il existe un double souffle : le premier dur et bref ; le deuxième doux et prolongé : RRou-FFFFou.

§ 4. — **Résumé des lésions de l'orifice pulmonaire.**

Trois caractères : — La prolongation du souffle en haut et en dehors vers la clavicule; — la cyanose des téguments; — enfin, très souvent la dilatation variqueuse des veines périphériques.

ARTICLE IV. — LÉSIONS DE L'ORIFICE AORTIQUE.

Ces lésions viennent, comme fréquence, immédiatement après les lésions mitrales. On les observe surtout après quarante ans.

Leur foyer commun d'auscultation est le foyer dit *aortique*, situé au niveau du deuxième espace intercostal droit, immédiatement en dehors du sternum.

Sur ce point, l'on peut entendre (voir fig. 80, p. 125);

Tac-FFFFou, s'il y a insuffisance;

FFFFou-Tac, s'il y a rétrécissement;

FFFFou-FFFFou, s'il y a les deux lésions réunies.

§ 1er. — **Insuffisance aortique.**

Elle est extrêmement fréquente, se voit surtout chez les alcooliques, et a pour signe auscultatif (fig. 76), un souffle qui se produit au deuxième

temps (au deuxième tac), c'est-à-dire au moment
où le sang, qui vient d'être lancé dans l'aorte,
reflue dans le ventricule par le fait de l'insuffisance. Ce souffle remplace le second bruit produit
normalement par le claquement de la valvule qui
s'abaisse. Tac-FFFFou = *insuffisance*.

Symptômes cliniques. — Ils sont caractéristiques :

Le souffle est ordinairement doux, aspiratif, en
jet de vapeur (FFFFou), mais devient quelquefois
rude, strident, grinçant (KKKRR). — Né au foyer
aortique (fig. 76), il se propage, *en haut*, jusque
dans les carotides, et quelquefois *en bas*, le long du
bord droit du sternum, jusqu'à l'appendice xiphoïde.

Le ventricule gauche (fig. schématique, p. 91),
recevant du sang à chaque diastole, non seulement de l'orifice mitral, mais aussi de l'orifice aortique, par reflux, se dilate, s'hypertrophie et la
pointe descend bientôt à 2 ou 3 centimètres en
bas et à gauche de sa position normale.

Les artères du cou *battent* (ce qui est un des
grands signes de l'insuffisance), et sont généralement dures, athéromateuses, flexueuses. Quelquefois les pulsations sont tellement énergiques, que
ces vaisseaux semblent bondir sous la peau (*danse
des artères*) et que les capillaires eux-mêmes sont
animés de battements (*pouls capillaire visible*).

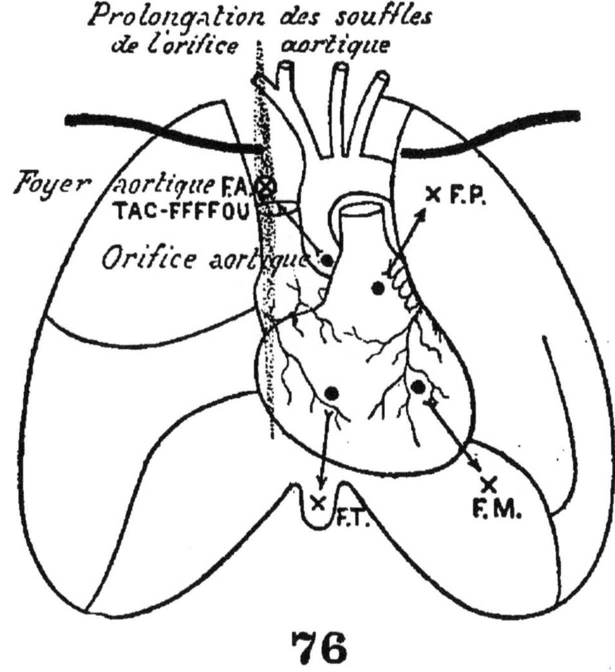

Fig. 76. — Insuffisance aortique (la ligne bleue indique la direction du souffle en haut et en bas).

Le pouls est bondissant et dépressible : — *bondissant*, à cause de la force de propulsion de l'ondée sanguine lancée par un ventricule hypertrophié : — *dépressible*, par suite du reflux brusque du sang dans le ventricule et de la diminution de tension artérielle qui en résulte immédiatement. C'est ce qu'on appelle le *pouls de Corrigan*.

Au sphygmographe, ce pouls, nous dit Jaccoud, a pour caractères (fig. 77) : — sa régularité parfaite ;

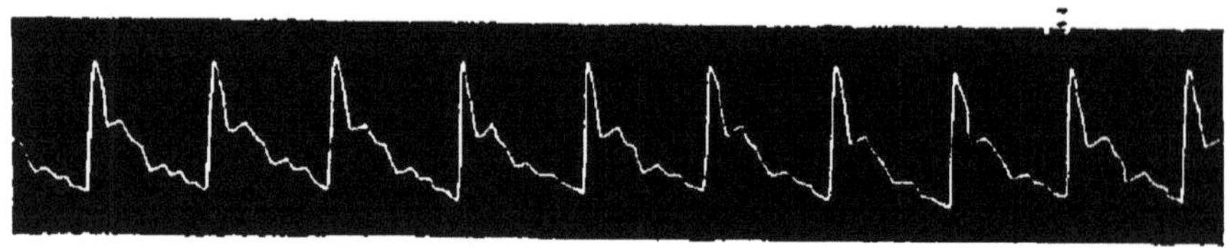

Fig. 77. — Tracé de l'insuffisance aortique.

— l'ampleur de sa pulsation ; — la verticalité de sa ligne ascendante ; — la pointe aiguë qui termine celle-ci.

Autre signe. Quand, à l'état normal, l'on comprime légèrement l'artère crurale avec le stéthoscope, on sait que l'on obtient immédiatement un souffle systolique plus ou moins intense, mais un *seul* souffle : FFFFou. Or, dans l'*insuffisance*, l'on entend toujours deux souffles (FFFFou-FFou), dont l'un correspond à la systole et l'autre plus court à la diastole : c'est le *double souffle intermittent crural de*

Duroziez, que l'on regarde comme un signe pathognomonique de l'insuffisance aortique.

Dans cette lésion, — ce qu'on n'observe pas dans les autres affections cardiaques, — les malades sont pâles et souvent tourmentés par des vertiges, ce qu'on attribue à de l'anémie encéphalique, l'aorte recevant moins de sang qu'à l'état normal, puisqu'une partie de celui qui lui est destiné reflue dans le ventricule. L'anémie peut aller jusqu'à la syncope et, quelquefois même, jusqu'à la mort subite.

Enfin, il faut ajouter que les symptômes congestifs des maladies de cœur (œdème des jambes, ascite, congestion du foie, etc.), sont beaucoup plus rares et plus tardifs, dans l'insuffisance aortique, que dans toute autre lésion cardiaque. La figure 69 (p. 91) rend très bien compte de ce fait, car elle montre que le flux rétrograde, qui se produit à l'orifice aortique D, ne peut retentir sur la veine cave et l'engorger, qu'après avoir, au préalable, forcé l'orifice mitral A, dilaté l'oreillette gauche, congestionné le poumon (petite circulation), forcé à son tour l'orifice tricuspide B et dilaté enfin l'oreillette droite.

§ 2. — Rétrécissement aortique.

Bien plus rare que l'insuffisance, le rétrécissement aortique se traduit par un bruit de souffle au premier temps (au premier tac), au moment où le sang, lancé par la systole, est obligé de traverser l'orifice rétréci : FFFFou-Tac = *rétrécissement*.

Symptômes cliniques. — Ils sont bien tranchés.

Le souffle est ordinairement rude, râpeux, traînant et semble se produire avec effort : FFFFouTT. — Il se prolonge quelquefois très loin, en haut et à droite du sternum, sur le trajet de l'aorte ascendante et jusque dans les carotides, mais se pro-

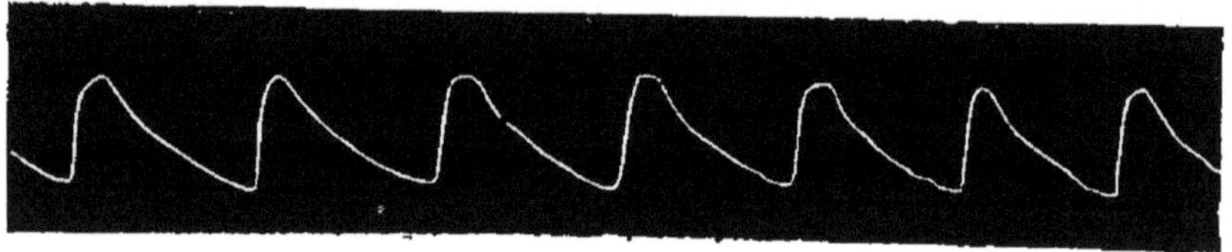

Fig. 78. — Tracé du rétrécissement aortique.

longe peu en bas, au-dessous de son foyer d'origine. — Le claquement ou Tac, qui le suit, est très faible, l'ondée en retour, qui rabat la valvule, étant nécessairement diminuée de volume par le rétrécissement. — On entend, au foyer d'auscultation : FFFFouTT-Ta, FFFFouTT-Ta.

Le ventricule gauche, obligé de faire effort pour vaincre l'obstacle représenté par le rétrécissement, s'hypertrophie rapidement et la pointe bat bientôt à 2 ou 3 centimètres en bas et à gauche de sa position ordinaire.

Le pouls diffère de celui de l'insuffisance en ce qu'il est moins ample et moins dépressible : — moins *ample*, le jet sanguin, lancé dans l'aorte à chaque systole, étant diminué : — moins *dépressible*, le reflux sanguin diastolique ne pouvant se produire par suite de la suffisance de la valvule.

Les oscillations du tracé sphygmographique (fig. 78) sont moins accentuées; le sommet de la courbe est plus arrondi; la descente se fait lentement et non brusquement comme dans l'insuffisance.

Pas de danse des artères; — pas de double souffle intermittent crural. — Le malade n'accuse ordinairement aucun trouble fonctionnel, sauf quelques palpitations.

§ 3. — Insuffisance et rétrécissement réunis.

Cette lésion est fréquente, et ses caractères auscultatifs consistent dans l'union de ceux qui appartiennent à l'insuffisance et au rétrécissement. Il existe un double souffle FFFFou-FFFFou, le premier souffle se rattachant au rétrécissement, le second à l'insuffisance.

Symptômes cliniques. — Le premier souffle est ordinairement très intense, le deuxième beaucoup moins : on entend FFFFou-Fou, FFFFou-Fou, jusque dans les carotides. — Le ventricule gauche

est très hypertrophié et la pointe portée en bas et
à gauche. — Le pouls donne la moyenne entre
l'insuffisance et le rétrécissement : son tracé
(fig. 79) présente la pointe aiguë de la première et
la descente lente du second. — Enfin, on observe
souvent, dans ces lésions, des accès de dyspnée
brusque, survenant surtout quand le malade est
couché et que l'on explique par la compression
de l'aorte, prise entre un gros cœur et des vertè-
bres qui résistent : le malade est obligé de se re-

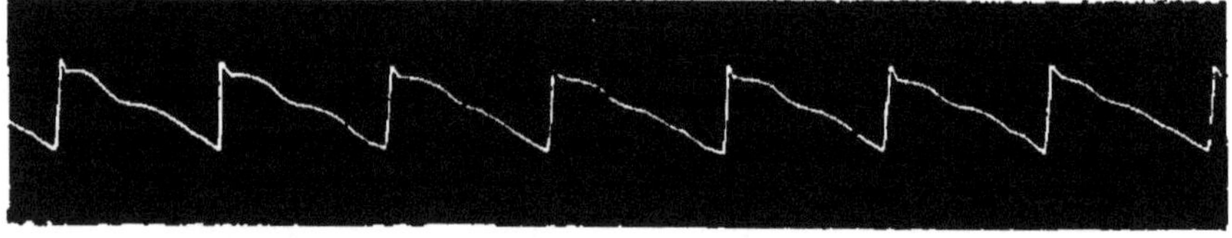

Fig. 79.—Tracé de l'insuffisance et du rétrécissement aortiques.

dresser et de se pencher en avant pour respirer. —
Les phénomènes de stase pulmonaire, de cyanose
et d'hydropisie sont beaucoup plus précoces que
dans l'insuffisance et le rétrécissement isolés.

§ 4. — **Résumé des lésions aortiques.**

Ces lésions ont pour signes communs et constants :

1° Un souffle qui, né au foyer aortique, se propage, *en haut*, jusque dans les carotides ; *en bas*,
le long du bord droit du sternum, jusqu'à l'appendice xiphoïde.

2° L'hypertrophie du ventricule gauche, caractérisée par le changement de place de la pointe, qui bat à 2 ou 3 centimètres en bas et à gauche de sa position normale.

3° Enfin, une modification constante du pouls, qui est toujours brusque, en même temps que :

Très ample et dépressible, dans l'insuffisance ;

Moyen et dur dans le rétrécissement ;

Moyen et mou, dans les deux lésions réunies.

ARTICLE V. — RÉSUMÉ SYNOPTIQUE DES LÉSIONS DES ORIFICES DU CŒUR.

(Les lésions les plus fréquentes sont en *Italiques*.)

FOYERS D'AUS-CULTATION.	BRUITS SCHÉMATIQUES.	BRUITS RÉELS.	SIGNIFICATION	CARACTÈRES DISTINCTIFS DES LÉSIONS DE CHAQUE ORIFICE.
POINTE. FOYER MITRAL.	FFFFOU-TAC..... TAC-FFFFOU..... FFFFOU-FFFFOU.	FFFFOU-TAN...... TAC-rrou.......... FFFFOU-tata-rrou,..	= *Insuffisance*.... = Rétrécissement.. = *Insuf. et rétréc.*	Souffle qui se propage vers l'aisselle gauche et jusqu'au côté gauche du dos. Pouls toujours *très petit, régulier* dans le rétrécissement, *irrégulier* dans l'insuffisance, *irrégulier et fréquent* dans les deux lésions réunies. Congestion précoce des deux poumons, au niveau des deux bases, en arriere.
FOYER TRICUSPIDE.	FFFFOU-TAC..... TAC-FFFFOU..... FFFFOU-FFFFOU.	PIOU-TAC......... TAC-rrou.......... FFFFOU-FFFFOU..	= *Insuffisance*.... = Rétrécissement.. = Insuf. et retréc.	Souffle qui ne se propage que très faiblement, en haut et à gauche, dans la direction de la pointe (mamelon gauche). Goulflement prononcé des jugulaires, qui restent immobiles dans le rétrécissement, mais *battent* dans l'insuffisance. Augmentation de volume du foie qui, dans l'insuffisance, est animé de battements systoliques.
BASE. FOYER PULMONAIRE.	FFFFOU-TAC..... TAC-FFFFOU..... FFFFOU-FFFFOU.	FFRROU-TAC ..... TAC-FFFFOU...... RROU-FFFFOU....	= Rétrécissement.. = Insuffisance.... = Rétréc. et insuf.	Prolongation du souffle en haut et en dehors, vers la clavicule : non-propagation dans les vaisseaux du cou. Cyanose des téguments (face, lèvres, extrémités). Dilatation variqueuse des veines périphériques.
FOYER AORTIQUE.	FFFFOU-TAC..... TAC-FFFFOU..... FFFFOU-FFFFOU.	FFFFOUTT-Ta .... TAC-FFFFOU ...... FFFFOU-FOU......	= Rétrécissement.. = *Insuffisance*.... = *Rétréc. et insuf.*	Prolongation du souffle, en *haut*, jusque dans les carotides ; *en bas*, jusqu'à l'appendice xiphoïde. Hypertrophie du ventricule gauche. Pouls toujours brusque : — ample et dépressible, dans l'insuffisance (pouls de Corrigan) ; — moyen et dur, dans le rétrécissement ; — moyen et mou, dans l'union des deux lésions.

Moyen mnémotechnique pour les temps du souffle. — Pointe IR (l'Insuffisance est au premier temps) : Base RI (c'est le Rétrecissement qui est le premier).

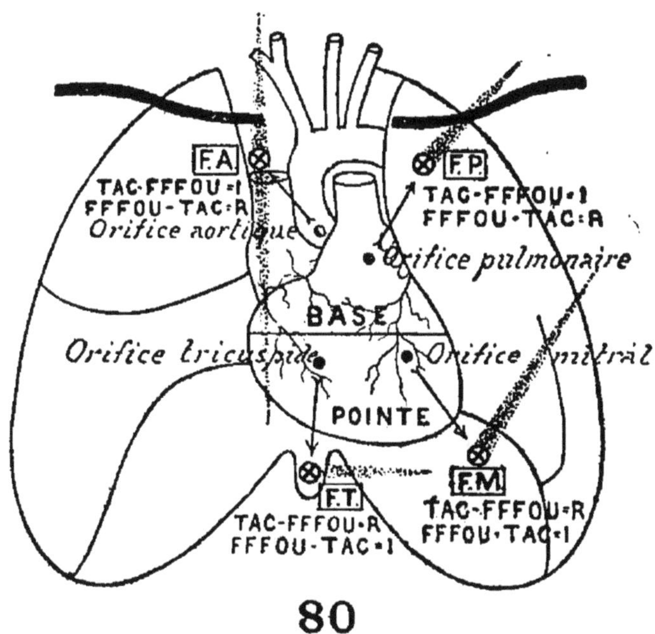

Fig. 80. — Figure d'ensemble représentant les lésions des quatre orifices, avec le mode de propagation des souffles (lignes bleues).

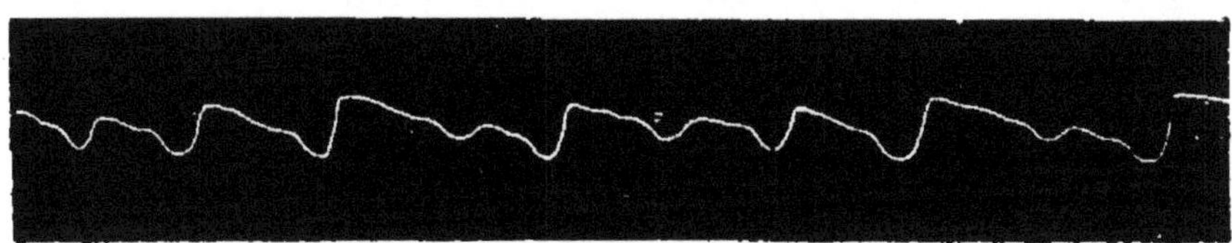

Fig. 81. — Pouls des lésions mitrales (petitesse, irrégularité, etc.).

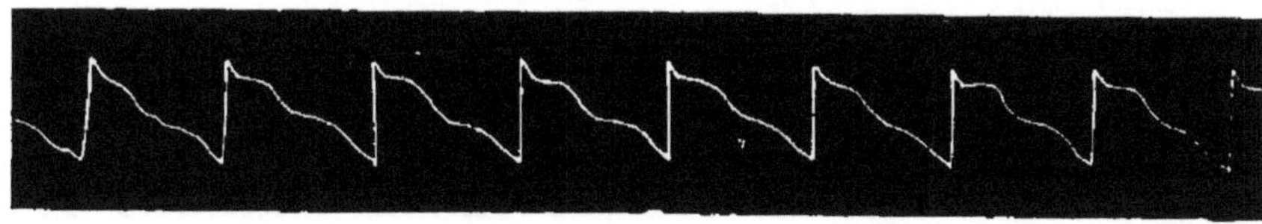

Fig. 82. — Pouls des lésions aortiques (ampleur, régularité, etc.).

Les lésions du cœur droit (tricuspides et pulmonaires), séparées du système aortique par tout le cercle de la petite circulation (fig. schématique, p. 91), n'ont aucune influence sur le pouls et celui-ci reste normal.

Article VI. — Asystolie.

Les lésions des orifices ont chacune, dans leur première période, une physionomie spéciale, que nous avons indiquée dans le tableau synoptique précédent (p. 124) : mais, quel que soit leur *nature* ou leur *siège*, elles arrivent toutes, tôt ou tard, au même résultat, qui est une immense stase du sang dans le système veineux et une extrême diminution de ce même liquide dans le système artériel (fig. 83).

En effet, dans les rétrécissements, une partie du sang demeure constamment en arrière de l'obstacle : dans les insuffisances, une partie de l'ondée sanguine reflue en arrière aussi à chaque systole. Que la lésion siège sur n'importe quel orifice, le résultat est le même : ce qui est en arrière de l'orifice lésé (système veineux) finit par s'engorger, tandis que ce qui est en aval (système artériel) finit par se désemplir. Ce n'est qu'une question de temps, et ce temps est d'autant moins long, — l'observation clinique le prouve, — que l'orifice lésé est lui-même moins éloigné du système veineux général, c'est-à-dire de l'oreillette droite.

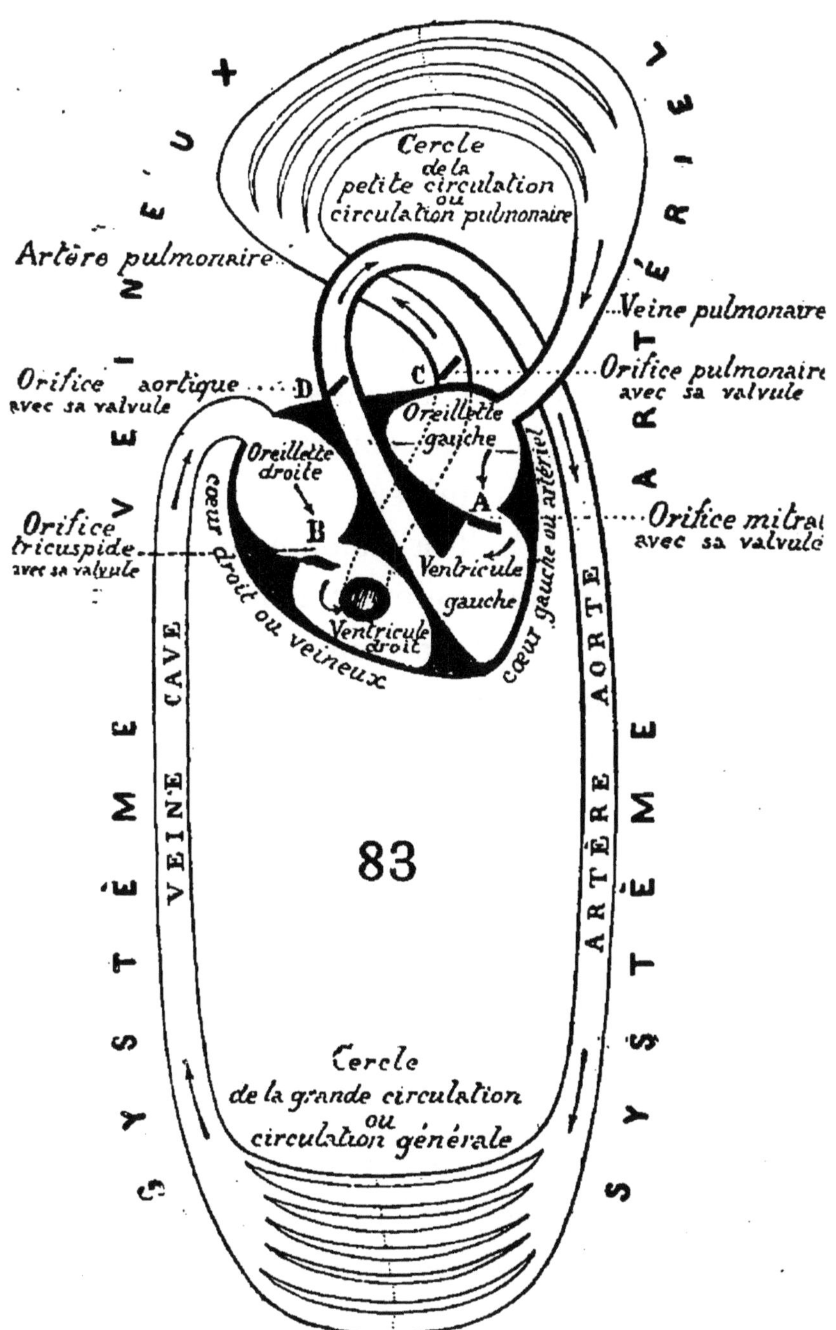

Fig. 83. — **Figure théorique de l'ensemble de l'appareil circulatoire.**

Allons de cette oreillette à l'aorte (fig. 83), en suivant le cours du sang : nous trouvons successivement l'orifice tricuspide B, l'orifice pulmonaire C, l'orifice mitral A et l'orifice aortique D : or, c'est précisément dans cet ordre que les lésions des orifices donnent le plus vite naissance à l'engorgement veineux généralisé (asystolie) : les lésions tricuspides sont les plus précoces à le produire : les aortiques, au contraire, celles qui tardent le plus à le déterminer.

Mais, quelle que soit la lésion primitive, l'engorgement du système veineux général produit, la symptomatologie est la même : le malade, à dater de ce moment, a de l'ascite, les jambes enflées, le foie volumineux, de l'albumine dans les urines et de l'œdème dans les poumons; son visage est cyanosé, il tousse, respire difficilement, ne peut monter un escalier, reste assis dans son lit et présente, au grand complet, tous les signes de la *cachexie cardiaque*, de l'*asystolie*.

A l'*auscultation* l'on trouve :

1° Des claquements (des Tacs) faibles, lointains, sourds, mal frappés, qui indiquent une diminution de force, c'est-à-dire une dégénérescence du muscle cardiaque.

2° Des souffles également faibles, profonds, peu

distincts, siégeant presque à tous les temps et à tous les orifices et montrant que la plupart de

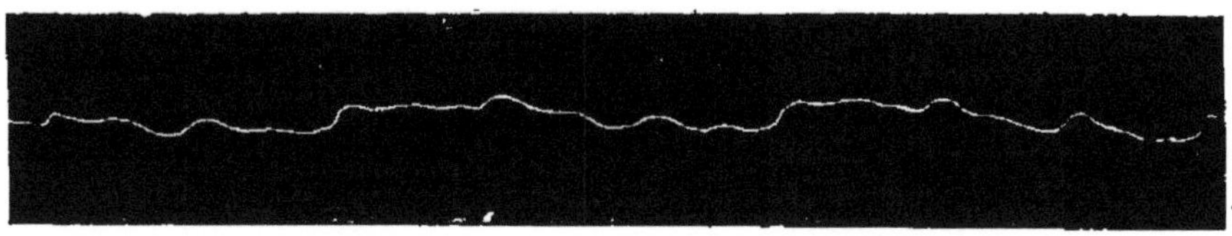

Fig. 84. — Tracé de l'asystolie.

ceux-ci ont été successivement atteints et forcés.

Le pouls est misérable, filiforme, très irrégulier, et présente ordinairement de nombreuses intermittences (fig. 84).

Article VII. — Péricardite.

La péricardite ou inflammation du péricarde (enveloppe du cœur) présente deux périodes bien distinctes.

§ 1er. — Première période, Pericardite sèche.

Le péricarde est sec, rugueux (*péricardite sèche*) et les signes physiques de la lésion (fig. 85) sont au nombre de deux :

1° *Matité cardiaque normale*, c'est-à-dire de cinq à six centimètres dans tous les sens.

2° *Bruit de frottement* à l'auscultation. Ce bruit de frottement, ou KRR, que l'on a comparé à un frôlement, au froissement d'un papier, à un raclement, à un crépitement, à un bruit de cuir neuf, selon son énergie.

A. — Diffère des bruits de souffle intracardiaques : — en ce qu'il est beaucoup plus superficiel et semble se passer immédiatement sous l'oreille ; — en ce qu'il varie selon la position que prend le malade, augmentant quand il se penche en avant, diminuant au contraire quand il se couche sur le dos ; — par son siège derrière le sternum, au niveau du troisième espace intercostal et non au

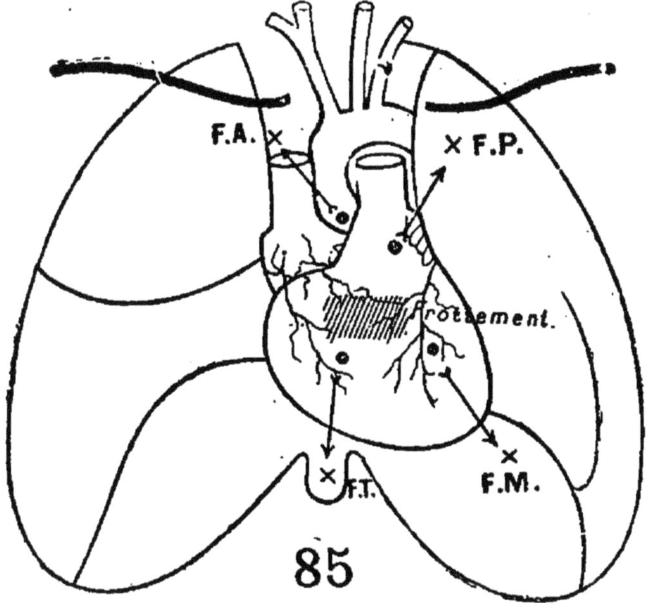

Fig. 85. — Péricardite sèche.

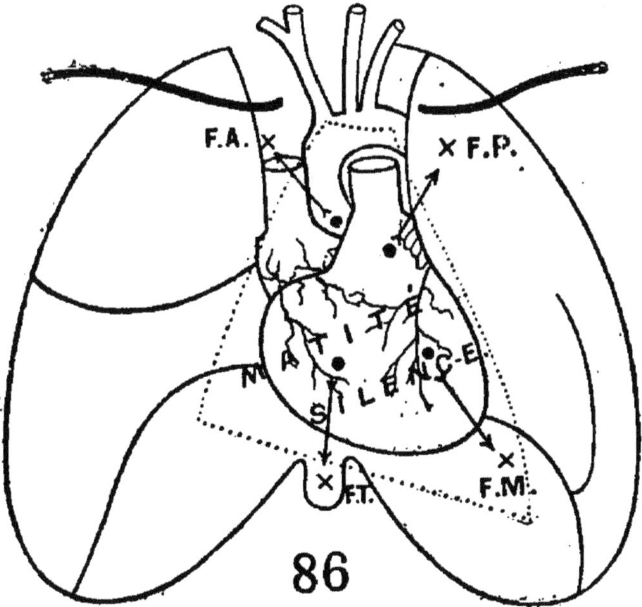

Fig. 86. — Péricardite séreuse.

niveau d'un foyer d'auscultation des orifices ; — enfin, parce qu'il ne coïncide exactement avec aucun des temps du cœur et ne se propage jamais dans la direction des vaisseaux du cou. — Quelquefois, reliant le premier TAC au second, le frottement donne naissance à un bruit à trois temps (TAC-Krr-TAC), sorte de *bruit de galop*, qui est caractéristique de la péricardite sèche.

B. — Le frottement péricardique se distingue du frottement pleural par son synchronisme avec les battements du cœur, tandis que le frottement pleurétique est plus lent et synchrone aux mouvements respiratoires.

**§ 2. — Seconde, Période péricardite
avec épanchements.**

Le péricarde est le siège d'un épanchement liquide plus ou moins abondant (péricardite séreuse), et l'on a comme symptômes :

1° *Augmentation de l'étendue de la matité cardiaque.* Celle-ci tend à prendre la forme du péricarde, c'est-à-dire la forme d'un triangle (fig. 86) de dix à douze centimètres de côté, selon le degré de l'épanchement.

2° *Diminution* ou *disparition complète des bruits.* Le bruit de frottement de la première période disparaît le premier, par suite de l'interposition de la couche liquide entre les deux feuillets du péricarde ; les bruits des orifices diminuent eux aussi de bas en haut et peuvent disparaître presque complètement, si l'épanchement est trop abondant. Il peut y avoir silence complet.

Plus tard, les bruits reparaissent de haut en bas, à mesure que l'épanchement diminue et que le liquide se résorbe.

ARTICLE VIII. — ANÉVRYSME DE L'AORTE.

L'anévrysme peut siéger : — sur la crosse ; — sur l'aorte thoracique ; — sur l'aorte abdominale ; — ou être artério-veineux et faire communiquer l'aorte avec une grosse veine.

§ 1ᵉʳ. — Anévrysme de la crosse.

Le siège de prédilection de l'anévrysme de la crosse (fig. 87) est la partie supérieure du sternum, les deux fosses sous-claviculaires, et les trois premiers espaces intercostaux *droits* et gauches.

Les bruits auscultatifs, perçus au niveau de l'anévrysme, sont quelquefois des claquements absolument semblables à ceux du cœur : TAC-TAC, TAC-TAC. — Quelquefois, il existe un souffle au premier temps : FFFOU-TAC, FFFOU-TAC ; — quelquefois, un souffle au deuxième temps : TAC-FFFOU, TAC-FFFOU ; — parfois, enfin, ce sont deux souffles : FFFOU-FFFOU, FFFOU-FFFOU ; — tout résulte des modifications accidentelles subies par la poche anévrysmale à son intérieur et au niveau de son ou de ses orifices.

En réalité, au point de vue auscultatif, les signes précoces de l'anévrysme de la crosse sont : 1° la présence de claquements ou de souffles, de Tac ou de FFFOU, en un point où normalement il n'en doit pas exister : 2° la diminution d'intensité de ces bruits à mesure qu'on se rapproche d'un foyer normal d'auscultation, diminution d'intensité qui prouve qu'ils ne sont pas la propagation, plus ou moins affaiblie, des bruits normaux ou pathologiques du cœur, mais qu'ils sont nés sur place et ont une existence propre : 3° enfin, leur non-concordance également, quant *aux temps*, avec ces mêmes bruits cardiaques, non-concordance qui est une nouvelle preuve, probante quand elle existe, de leur complète indépendance.

La probabilité d'un anévrysme se change en certitude si, au point ausculté, on observe de la *matité* et une voussure, symptômes d'une tumeur. Dans les cas typiques, dit Jaccoud, « il semble que le malade a là un *second cœur*, qui offre réunis, quoi-

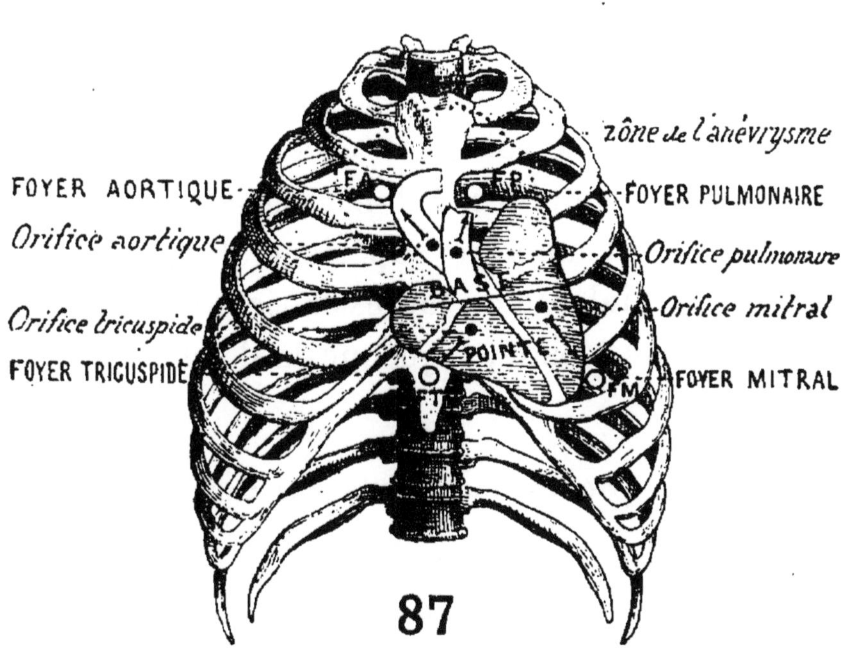

Fig. 87. — Anévrysme de la crosse.

que restreints et atténués, tous les phénomènes du premier. Il présente, en cette région, un centre de pulsations appréciables à la vue, un centre de battements sensibles à la main, un centre de claquements perceptibles à l'oreille : cet ensemble de signes est absolument caractéristique et n'appartient qu'à l'anévrysme ». Souvent, aussi, il existe quelques signes de compression, tels que du cornage, de l'altération de la voix, des accès de dyspnée, de l'inégalité des pupilles, de l'œdème uni ou bi-latéral du cou ou du membre supérieur, des névralgies cervio-brachiales, etc., toutes choses qui confirment encore le diagnostic, si jusque-là il est resté douteux.

§ 2. — Anévrysme de l'aorte thoracique.

Si l'on ausculte le dos d'un sujet sain, le long du bord gauche de la colonne vertébrale, dans la direction de l'aorte thoracique, on perçoit un double bruit, un TAC-TAC absolument semblable à celui du cœur, mais bien plus faible et qui va encore en s'atténuant de haut en bas, de façon à dégénérer, au-dessous de la douzième côte, en un bruit unique, sourd et peu distinct.

En cas d'anévrysme, on peut entendre tout le long du dos, comme pour la crosse, soit un TAC-TAC retentissant : soit FFFOU-TAC, TAC-FFFOU, .

FFFOU-FFFOU; mais il faut craindre que le bruit perçu, quel qu'il soit, ne soit qu'une prolongation des bruits normaux ou pathologiques du cœur.

Pour établir que ce bruit a une existence propre, indépendante, qu'il provient bien d'un anévrysme, il faut : — a : ou bien que son intensité aille manifestement en décroissant, à mesure qu'on s'éloigne du point ausculté et qu'on se dirige du côté du cœur : — b : ou bien, qu'il ne coïncide pas du tout, quant *aux temps*, avec les bruits normaux ou pathologiques perçus au niveau de ce dernier : — c : ou, enfin, que l'auscultation des deux régions (région cardiaque et région de l'anévrysme) soit complètement et absolument différente : les bruits du cœur et ceux de l'anévrysme étant alors bien distincts, le diagnostic s'impose : il est bien évident, en effet, que les bruits qui n'existent pas au cœur et qui se montrent sur l'aorte, ne peuvent être rationnellement attribués qu'à une lésion de celle-ci.

Le diagnostic d'anévrysme devient absolument certain, s'il existe, en outre au point ausculté, une matité circonscrite, de la voussure, des battements et de la diminution du murmure respiratoire; si le malade a de la dysphagie, des névralgies intercostales, et si le pouls crural retarde sur le pouls radial et n'a plus le même tracé sphygmographique.

Quand on introduit dans l'œsophage, **comme** pour le lavage de l'estomac, une sonde de Fouchier munie à son extrémité libre d'un embout de stéthoscope, l'on entend infiniment mieux que par l'auscultation du dos, tous les bruits normaux ou pathologiques produits dans l'aorte thoracique, et il est possible d'arriver ainsi, dans les cas douteux d'anévrysme, à une bien plus grande sûreté de diagnostic. Si, en effet, les bruits perçus aux foyers cardiaques et ceux transmis par la sonde ne se ressemblent pas ou ne sont pas aux mêmes temps, il est plus que probable que ces derniers sont engendrés par un autre organe que le cœur et qu'ils proviennent de l'aorte descendante. Celle-ci, en effet (fig. 88), qui côtoie dans tout son trajet le conduit œsophagien, est de tous les organes celui qui est le plus apte à transmettre à ce conduit et ses bruits et ses battements.

§ 3. — **Anévrysme de l'aorte abdominale**.

A l'état normal, en auscultant l'abdomen sur le trajet de l'aorte ventrale, on entend un bruit systolique, unique, sourd, très peu marqué, de plus en plus faible à mesure qu'on ausculte plus bas, et qui ordinairement même n'est bien manifeste que

88

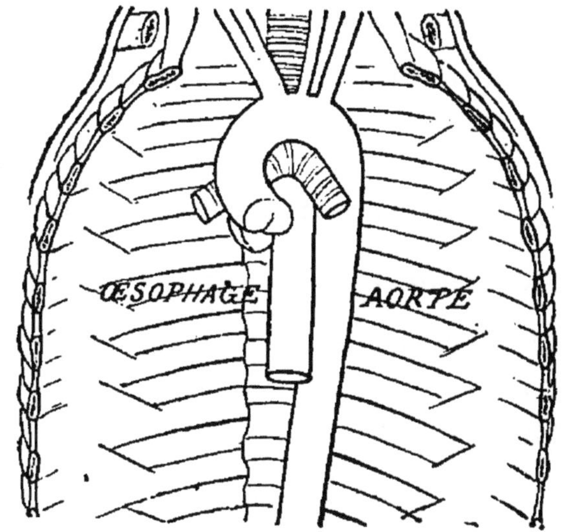

Fig. 88. — Anévrisme de l'aorte thoracique.

chez les sujets amaigris et dont la paroi abdominale se laisse facilement déprimer.

Dans l'anévrysme, ce bruit devient un souffle, plus ou moins intense et râpeux, RRROU, se produisant au moment de la systole : il n'y a jamais double souffle.

Ce bruit de râpe n'indique, d'ailleurs, un anévrysme que — s'il existe, en même temps, une tumeur animée de mouvements alternatifs d'expansion et de resserrement ; — et que si le pouls crural est manifestement plus faible et retarde sur le pouls radial.

§ 4. — Anévrysme artério-veineux.

Cet anévrysme, qui est rare, a un bruit auscultatif caractéristique et qui le fait immédiatement reconnaître : c'est une sorte de bruissement intense RRRʀʀʀRRRʀʀʀRRR, de bruit de scie continu, non interrompu, couvrant les deux temps, se renforçant un peu au moment de la systole et perçu indépendamment des bruits du cœur qui peuvent être naturels.

Il indique une communication de l'aorte avec un vaisseau à sang noir : la *veine cave supérieure*, si le foyer auscultatif est à droite du sternum ; *l'artère pulmonaire*, s'il est à gauche de cet os ; la *veine cave inférieure*, si le bruit est perçu dans l'abdomen.

ARTICLE IX. — CHLORO-ANÉMIE.

1° *Signes auscultatifs*. — Les chloro-anémiques *peuvent* présenter des souffles sur le trajet de tous leurs vaisseaux : ordinairement, cependant, les souffles ne se montrent qu'au cou, au foyer aortique et au foyer mitral.

A° *Souffle au cou*. — Si, chez un sujet sain, on place un stéthoscope sur le trajet de la jugulaire interne, au niveau du creux sus-claviculaire droit, en ayant soin de n'exercer aucune pression, on perçoit une sorte de bourdonnement faible, continu, uniforme, sans saccades ni intermittences et qui rappelle assez bien le bruit sourd et confus qu'on entend quand on applique, à son oreille, l'orifice d'un gros coquillage (Laënnec) : OUOUOUOU..... C'est ce qu'on nomme le *murmure continu simple*.

Dans la chloro-anémie, ce qu'on ne voit dans aucune autre maladie, ce bruit devient beaucoup plus fort, plus intense, *hurle*, se renforce considérablement à chaque systole et peut revêtir trois intonations différentes :

— La plupart du temps, c'est le fort bourdonnement d'une abeille ou d'un moustique (*bruit de rouet*).

— Quelquefois, c'est le ronflement sonore, aigu, retentissant, d'une toupie creuse, animée d'un mouvement rapide (*bruit* de diable).

— Plus rarement, enfin, on perçoit un son musical, sorte de bruit assez régulièrement modulé, roulant sur deux ou trois notes monotones, rappelant, d'après Laënnec, les sons de la guimbarde et qui est tellement caractéristique qu'on le devine la première fois qu'il frappe l'oreille (*bruit musical*).

Tous ces bruits ont pour caractères communs : — d'être très variables et de subir, chez la même personne, au cours d'une même exploration, les modifications les plus inattendues ; — de cesser aussitôt qu'on comprime les veines au-dessus du stéthoscope ; — de donner, à la palpation, la sensation d'une sorte de frémissement vibratoire assez énergique ; — enfin, de s'accompagner d'un mouvement rythmé, d'une sorte de *danse des jugulaires*, qui ne se voit pas à l'état normal et qui, cependant, est très sensible à la vue dans la chloro-anémie.

B° — *Souffle du foyer aortique.* — Il se produit au premier temps (1ᵉʳ TAC), comme celui du rétrécissement aortique, et se prolonge, comme lui, le long des carotides : on entend FFFou-TAC, FFFou-TAC.

Les caractères distinctifs des deux souffles, — anémiques et organiques. — sont les suivants :

— Le souffle anémique est bref, doux, moelleux, quelquefois musical, mais constamment d'un timbre agréable : FFFOU. — Le souffle organique est souvent traînant, dur, rugueux, râpeux et pénible à l'oreille : KKKRR.

— Le souffle anémique est très mobile, changeant et se modifie dans le cours d'une même exploration ; — le souffle organique est stable, constant et toujours semblable à lui-même.

— Dans la chloro-anémie le cœur est petit : « les chloro-anémiques n'ont pas de cœur » (Duroziez) ; — dans le rétrécissement, le cœur est fortement hypertrophié et la pointe, abaissée et portée à gauche, est animée de battements énergiques.

C° — *Souffle au foyer mitral.* — Le souffle mitral anémique est intense, ronflant, traînant (FFFFouTT) et, comme celui de l'insuffisance mitrale, existe au premier temps.

Pour distinguer les deux souffles l'un de l'autre, il faut :

— a : *Examiner l'état du 2° TAC*, qui reste net, pur, intact, bien frappé dans l'anémie, FFFouTAC ; et, au contraire, altéré et comme enroué dans l'insuffisance (FFFFOU-TAN).

— b : *Porter l'oreille vers l'aisselle gauche.* — Dans l'anémie, le 1er TAC reparaît absolument net et débarrassé du souffle, qui ne se prolonge pas dans cette direction ; — dans l'insuffisance, le souffle persiste à se faire entendre et à annuler complètement le 1er TAC.

— c : *Se porter aux vaisseaux du cou.* — On perçoit les bruits, indiqués plus haut, dans la chlorose ; on n'entend que le *murmure continu normal*, OUOUOUOU...., dans l'insuffisance.

2° *Symptômes cliniques*. — Les chlorotiques ont le visage blême, les muqueuses pâles et décolorées, une teinte de *cire*, toutes choses dues à une diminution, chez elles, des globules rouges et de l'oxyhémoglobine du sang. L'hémato-spectroscope d'Hénocque qui, par la simple inspection de la muqueuse de la lèvre, indique immédiatement la richesse du sang en oxyhémoglobine, permet non seulement de diagnostiquer sûrement la chlorose, mais en donne encore, en quelques instants, la mesure exacte. C'est un instrument peu encombrant, — un simple tube de 9 centimètres de long, — qui, en raison des services qu'il pourrait rendre, mériterait d'être introduit dans les usages de la clinique.

ARTICLE X. — AUTRES MALADIES DU CŒUR, MOINS IMPORTANTES AU POINT DE VUE DE L'AUSCULTATION.

—Nous les étudierons successivement, par ordre alphabétique.

§ 1. — Angine de poitrine.

L'angine pure, essentielle, n'a pas d'auscultation et les bruits cardiaques peuvent être trouvés normaux dans les cas les plus graves.

L'angine n'est accompagnée de souffles que quand elle coexiste, — ce qui est fréquent, — avec une autre maladie du cœur (insuffisance, rétrécissement, athérome, rétrécissement des artères coronaires, anévrysme, etc.); mais alors les signes auscultatifs perçus doivent être attribués à ces dernières lésions, non à l'angine.

§ 2. — Artério-sclérose, néphrite interstitielle.

On entend :

— Au foyer aortique, TAN-TAAN, TAN-TAAN, comme dans l'athérome (p. 146);

— Au foyer mitral, un triple bruit très important à retenir, (le PA-TA-TI de Bouillaud), composé de deux brèves et une longue et auquel on a donné le nom de *bruit de galop*.

— Plus tard, il se produit de l'insuffisance aortique et mitrale, caractérisée chacune par un souffle à temps différents. Or, ces deux souffles ordinairement intenses se joignent bientôt, s'entremêlent, s'unifient et l'on finit par entendre, sur toute la région du cœur, un souffle unique, sans foyer précis, masquant les deux temps, que Duroziez regarde comme caractéristique de l'artério-sclérose et qu'il traduit par l'onomathopée PAFOUTT, PAFOUTT.....

§ 3. — Athérome.

Pur et non compliqué de lésion d'orifice, l'athérome est caractérisé par la présence, au foyer aortique, de deux claquements sonores et retentissants, surtout le second : on entend TAN-TAAN,

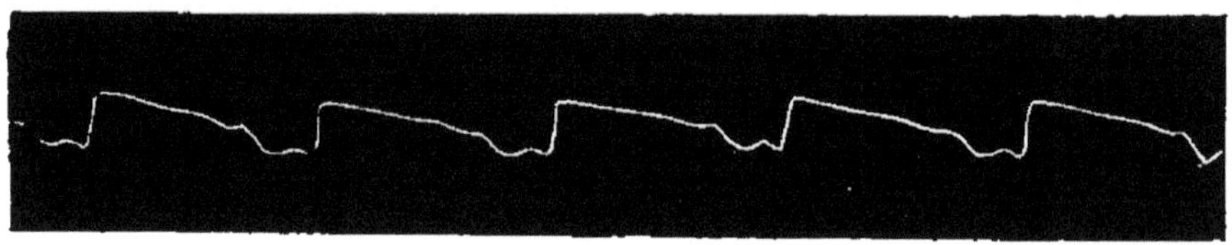

Fig. 89. — Tracé de l'athérome.

TAN-TAAN, ce qui est un très bon signe de diagnostic. Le pouls de l'athérome est *typique* : il est dur, osseux, brusque et caractérisé par la présence d'un plateau presque horizontal, quelquefois ondulé, qui remplace le sommet aigu de la pulsation physiologique.

§ 4. — Communication congénitale des deux cœurs.

— Elle est caractérisée par un bruissement énorme, intense, continu, qui a son maximum vers la base du cœur, sous le sternum, rayonne de là dans toute la poitrine, couvre et masque complètement le TIC-TAC normal et se fait entendre jusque dans le dos. — Cette lésion, quand elle n'est pas accompagnée de cyanose, est compatible avec la vie et on a été étonné de la rencontrer chez des sujets bien portants et qui ne semblaient pas en souffrir.

§ 5. — Déplacements du cœur.

— Quand le cœur est déplacé (comme cela arrive, par exemple, dans un épanchement pleurétique gauche), le siège absolu des divers foyers d'auscultation est modifié, mais le siège relatif dé chacun ne change guère, ce qui permet de distinguer facilement ces foyers les uns des autres.

§ 6. — Embolies du cœur.

— A° Les embolies des cavités droites et gauches donnent lieu à tous les signes d'une syncope ordinaire, laquelle peut être mortelle, en quelques instants, si le cœur ne se débarrasse pas de son contenu. L'auscultation révèle simplement l'embarras, puis l'arrêt des battements. — B° Si l'embolie est lancée par le cœur droit, dans l'artère pulmonaire, il se manifeste immédiatement une dyspnée brusque, intense, épouvantable, que rien n'explique et habituellement sans aucun signe auscultatif immédiat ni du côté du cœur, ni du côté des poumons. — C° Enfin, si le caillot est lancé par le cœur gauche, dans l'aorte, on voit se produire, selon le lieu où il s'arrête, une attaque d'apoplexie, de l'aphasie, une paralysie, ou bien, dans un organe sain, apparaître brusquement une douleur violente et inexpliquée.

§ 7. — Endocardite.

Qu'elle survienne dans le cours d'un rhumatisme ou d'une fièvre grave, qu'elle soit simple ou ulcéreuse, elle se caractérise toujours par l'épaississement des valvules qui alors, remplissant mal leurs fonctions, déterminent des lésions passagères des orifices : insuffisance, rétrécissement ou les deux réunies.

Dans une première période, les bruits de TAC-TAC sont modifiés, comme la voix dans la laryngite, et deviennent rauques, enroués, ronflants.

Plus tard, il se produit des souffles, qui, par leur brusque apparition et disparition, leurs alternatives de force ou de faiblesse, leurs changements fréquents de temps, se distinguent facilement des souffles fixes et permanents d'une lésion organique incurable.

Plus tard encore, l'épaississement des valvules disparaissant, les souffles se modifient, s'atténuent et finissent même par disparaître complètement si la lésion arrive à entière guérison. Ils persistent, au contraire, si l'endocardite passe à l'état chronique.

§ 8. — Goître exophtalmique.

— Le cœur hypertrophié a des battements d'une extrême violence et qui peuvent aller jusqu'à 170 à la minute.

Un souffle général s'entend sur toute la région cardiaque, à la pointe comme à la base, comme si tous les orifices étaient lésés en même temps.

Les artères et les veines du cou et de la tête battent violemment.

Le corps thyroïde lui-même présente des souffles et de forts battements : quand on l'ausculte, on croit avoir le cœur sous l'oreille.

§ 9. — Hydro-pneumo-péricarde.

— A l'auscultation, *bruit de moulin*, c'est-à-dire, sorte de clapotement rhythmique, donnant bien l'idée d'un liquide battu par les palettes d'une roue : PLIK-PLAK, PLIK-PLAK.

§ 10. — Hypertrophie.

— Elle rend seulement les bruits du cœur (les TAC-TAC) plus forts et plus sonores. — Les souffles, s'il y en a, se rattachent aux lésions des orifices, qui peuvent exister en même temps.

§ 11. — Palpitations de cœur.

Pendant les accès, on peut entendre toute sorte de souffles, par suite d'insuffisances passagères résultant d'une mauvaise contraction des muscles tenseurs des valvules.

Dans les intervalles des paroxysmes, il n'y a de souffles qu'en cas de lésions organiques concomitantes.

§ 12. — Rétrécissement des artères coronaires.

— Dans quelques cas, suivis d'autopsie, on aurait constaté bien nettement l'affaiblissement du 1er TAC au foyer aortique : ta-TAC, ta-TAC.

TROISIÈME PARTIE

AUSCULTATION DES AUTRES ORGANES

Nous procéderons de haut en bas du corps, en commençant par la tête.

Art. Ier. — Auscultation de la tête.

§ 1. — Fontanelle antérieure chez les jeunes enfants.

A l'*état normal*, aucun bruit au niveau de cette fontanelle.

A l'état pathologique, quelquefois un bruit de *souffle* (*souffle céphalique*), doux, profond, systolique. On entend : FFFFou, FFFFou, FFFFou, chaque FFFFou correspondant à une pulsation du cœur.

Ce souffle est considéré comme un signe d'*hydrocéphalie*, d'*anémie* ou de *rachitisme*.

§ 2. — Cavité de l'oreille.

Quand on ausculte une oreille saine, avec un stéthoscope en caoutchouc, dont une extrémité est introduite dans le conduit auditif du sujet en expérience et l'autre dans celui du médecin, et, qu'en même temps, on fait arriver de l'air dans la trompe d'Eustache (en faisant faire au sujet un effort d'expiration, son nez et sa bouche étant fermés), on entend toujours un *souffle* doux, spécial, difficile à traduire et qu'on a comparé à un *bruit de pluie*.

Or, ce souffle — disparaît, si la trompe est obstruée ; — devient sifflant (PSSS), si elle est rétrécie ; — se transforme en râles muqueux (GLGLGL), si elle contient des liquides ; — prend un timbre aigu de sifflet (PHOU), s'il y a perforation du tympan ; — et se convertit en un gargouillement (Glou-glou), si la caisse est remplie de pus ou de mucosités.

§ 3. — Apophyse mastoïde.

A l'*état normal*, même souffle que pour l'oreille : — à l'*état pathologique*, toujours absence complète de ce souffle. (C'est très contesté par les spécialistes).

Art. II. — Auscultation du cou.

§ 1. — Larynx.

A l'*état normal*, murmure respiratoire à timbre creux et caverneux : OUOUOU-OU, OUOUOU-OU.

A *l'état pathologique*, ce murmure devient rude, râpeux, *enroué*, dans les laryngites aiguës et chroniques ;

Sifflant, dans le spasme de la glotte, la coqueluche, la laryngite striduleuse ;

Ronflant (un vrai ronflement RRROU-ROU), dans l'œdème de la glotte ;

Prend un timbre spécial difficile à traduire, (*bruit de cornage*), quand le larynx ou la trachée sont comprimés par un anévrysme ou une tumeur ;

S'entremêle d'un *bruit de drapeau ou de soupape* (FL-FL), dans le croup accompagné de fausses-membranes flottantes ;

Est masqué quelquefois par un gros râle muqueux (GLGLGL-GL), lorsque le tube laryngotrachéal est encombré de mucosités (râles de l'agonie) ;

Enfin, peut être fortement diminué et affaibli, s'il existe un obstacle sérieux au passage de l'air dans les premières voies (croup, œdème glottique, etc.); l'inspiration devient alors tirée, anxieuse et l'auscultation pulmonaire révèle l'affaiblissement ou la disparition dans le poumon du murmure respiratoire normal.

§ 2. — Corps thyroïde.

Muet à l'état normal, il fait entendre, dans le goître exophtalmique, un bruit de souffle souvent très intense : on croirait avoir le cœur sous l'oreille.

§ 3. — Artères carotides.

Placer le stéthoscope entre les deux faisceaux inférieurs du sterno-cléido-mastoïdien.

A l'*état normal*, on entend le TAC-TAC du cœur atténué, surtout dans le premier TAC qui est à peine sensible : ta-TAC, ta-TAC.

A l'*état pathologique*, on perçoit tous les bruits de souffle qui se produisent au niveau de l'orifice aortique : — le FFFFou-TAC du rétrécissement et de la chloro-anémie ; — le TAC-FFFFou de l'insuffisance ; — le FFFFou-FFFFou de l'insuffisance et du rétrécissement réunis.

§ 4. — Veines jugulaires.

Ausculter dans la fosse sus-claviculaire, le cou légèrement tendu.

A l'*état normal, murmure* continu simple : OUOUOUOUOU... — *Dans la chloro-anémie, bruit de rouet, bruit de diable,* ou *bruit musical* (voir p. 141).

Art. III. — Auscultation des poumons
(signes stéthoscopiques rares).

Nous donnerons ici, par ordre alphabétique, la nomenclature de certains bruits dont nous n'avons pas voulu, en raison de leur peu d'importance, embarrasser notre première partie.

§ 1. — Bruit d'airain.

Bruit métallique, qu'on entend en auscultant un *pneumo-thorax*, pendant qu'un aide percute la région opposée avec deux pièces de monnaie frappant l'une sur l'autre. Ce bruit n'est pas constant et, dans un cas donné, est loin de présenter toujours le même caractère.

§ 2. — Bruit skodique.

Sorte de tympanisme, à tonalité variable, qui, dans les pleurésies, existe sous la clavicule du côté malade. Signe d'épanchement pleurétique, il ne donne aucun indice, ni sur le volume de l'épanchement, ni sur la nature du liquide, ni sur l'état des poumons.

§ 3. — Pectoriloquie aphone.

Si, dans l'épanchement pleurétique, l'on fait compter le malade en l'auscultant, on ne perçoit, *du côté sain*, qu'un bourdonnement indistinct, tandis que, *du côté malade*, on obtient une transmission extrêmement nette et bien articulée de chaque syllabe : c'est ce qu'on nomme la *pectoriloquie aphone* de Bacceli ; signe, d'après cet auteur, d'un épanchement récent, non cloisonné, avec poumon peu altéré dans sa texture.

§ 4. — Râles de déplissement.

Faites mettre sur son séant, pour l'ausculter, un sujet sain qui est resté longtemps couché, vous entendez, aux deux bases en arrière, dans les deux ou trois inspirations qui suivent le changement de position, des râles crépitants (KKKRR-U, KKKRR-U), qui s'éteignent tout de suite pour faire place au murmure respiratoire normal UUU-U, UUU-U. Ces râles sont appelés *râles de déplissement* (Brouardel), parce qu'ils semblent provenir de cellules pulmonaires saines, mais qui, légèrement comprimées et aplaties, se dilatent brusquement sous l'influence d'inspirations plus profondes.

§ 5. — Respiration faible discordante.

Dans quelques cas d'adhérences des parois thoraciques aux poumons, la faiblesse du mouvement respiratoire UUU-U, contraste, d'une manière frappante, avec l'ampleur des mouvements respiratoires. Cette disproportion, entre l'étendue des mouvements thoraciques et la faiblesse du murmure perçu, est désignée par Grancher sous le nom de : « respiration faible discordante ».

6. — Respiration forte, puérile ou supplémentaire.

Le murmure respiratoire normal UUU-U, tout en restant doux et moelleux, est d'une intensité plus grande qu'à l'ordinaire : UUUU-UU. C'est signe que le point ausculté respire davantage que d'habitude, suppléant ainsi à l'inaction de parties éloignées, atteintes d'une lésion quelconque (foyer pneumonique, compression par épanchement pleurétique, etc.). La respiration forte est donc l'indice d'une maladie pulmonaire, mais n'en précise ni le siège, ni la nature.

§ 7. — Respiration pulsatile de Thorburn.

Quand une lame de poumon est interposée entre le cœur et la paroi thoracique, l'air, qu'elle contient, est refoulé à chaque systole et aspiré, au contraire, à chaque recul du cœur : il en résulte une sorte de respiration, avec ses deux temps, mais beaucoup plus courte que la respiration ordinaire. Elle diffère de celle-ci, en ce qu'elle est synchrone aux battements du cœur et se distingue des bruits cardiaques eux-mêmes, en ce qu'elle cesse rapidement de se faire entendre, si le malade retient sa respiration.

§ 8. — Respiration rude.

C'est le souffle tubaire au premier degré : le murmure respiratoire est un peu plus rude, plus râpeux, plus sec qu'à l'ordinaire : question de nuance.

§ 9. — Respiration soufflante.

Quelquefois, le murmure respiratoire est plus soufflant que d'habitude, sans être encore le souffle proprement dit ; il n'est plus UUU-U et pas encore FFFUUU-EUEU : c'est la *respiration souf- flante* de quelques auteurs : question encore de nuance et de subtilité auscultative.

§ 10. — Respiration saccadée.

L'inspiration, au lieu de se faire en un seul temps, UUU, se fait en deux ou trois temps et par saccades : le murmure respiratoire devient U-U-U—U. Regardée longtemps comme un signe de tuberculose, quand elle siège au sommet, la respira- tion saccadée a perdu beaucoup de son importance depuis que Potain a démontré qu'elle est souvent due aux secousses rhythmiques que le cœur communi- que à la portion des poumons qui lui est contiguë.

§ 11. — **Respiration de Cheyne-Stokes.**

L'auscultation est normale, mais le rhythme respiratoire est changé. A un repos complet de la poitrine, succèdent des respirations, d'abord faibles, puis de plus en plus fortes et rapides. Après quelques inspirations très profondes, les respirations commencent à se ralentir, à s'affaiblir, pour cesser tout à fait pendant un tiers ou une demi-minute, jusqu'au moment où se produit une nouvelle série de mouvements respiratoires reproduisant identiquement la série précédente. La respiration de Cheyne-Stokes provient d'un trouble nerveux et se rencontre surtout dans l'*urémie*.

Article IV. — Auscultation du cœur
(quelques signes auscultatifs peu importants).

Nous étudions ici quelques symptômes des maladies de cœur que, par esprit de simplification, nous n'avons pas voulu insérer dans notre 2ᵐᵉ partie.

§ 1. — **Dédoublement des claquements.**

Potain a démontré, qu'à l'état normal, il se produit quelquefois des dédoublements des claquements (des TAC-TAC), sous l'influence de l'inspiration et de l'expiration, la respiration agissant en faisant varier la pression dans les veines ou les artères : causes inconnues ou peu connues.

A l'état pathologique, le 1ᵉʳ TAC est dédoublé dans le *bruit de galop*, signe de la *néphrite interstitielle* (p. 145) ; le 2ᵐᵉ TAC, dans le *rétrécissement mitral avec insuffisance* (FFFFOU-ta-ta-rrou) (V. p. 107).

§ 2. — Frémissement cataire.

L'application de la main sur un point de la poitrine où l'on entend un souffle intense, fait ordinairement percevoir une sorte de frémissement plus ou moins accentué des parois thoraciques à ce niveau : c'est le *frémissement cataire*, le *Thrill* des Anglais.

§ 3. — Râles pulsatiles.

Râles sous-crépitants GLGLGL-GL, produits quelquefois par les battements du cœur sur les radicules des bronches remplies de mucosités : ils sont synchrones aux pulsations cardiaques.

§ 4. — Souffles extra-cardiaques de Potain.

Bruits pleuraux et pulmonaires produits, chez quelques sujets, par les mouvements du cœur et qui se distinguent des souffles intra-cardiaques *en ce qu'ils cessent dès que le malade retient sa respiration.*

§ 5. — Souffles pré-systoliques et post-diastoliques.

Quelques auteurs distinguent les souffles cardiaques en :

— Pré-systoliques, avant le 1er TAC ;

— Systoliques, au 1er TAC ;

— Systo-diastoliques, entre le 1er et le 2me TAC ;

— Diastoliques, au 2me TAC ;

— Et post-diastoliques, après le 2me TAC.

Or, le TAC-TAC du cœur est si court, — il ne dure pas une seconde, — qu'il faut une subtilité de l'ouïe... peu ordinaire, pour pouvoir le diviser en 5 périodes distinctes et prétendre attribuer équitablement la part exacte qui, dans les bruits perçus, revient à chaque période !

Article V. — Auscultation de l'abdomen.

§ 1. — Péritoine.

Bruit de frottement, de râclement et même de cuir neuf, dans quelques cas de péritonite aiguë ou chronique.

§ 2. — Estomac.

Bruit de glouglou très variable et quelquefois bruit de fluctuation, quand on imprime quelques secousses à l'abdomen. Bouchard a montré que la dilatation de l'estomac a pour signe *pathognomonique* un bruit de *clapotement* perçu, au milieu d'une ligne allant de l'ombilic au rebord costal inférieur gauche, quand on percute légèrement cette région chez un sujet à jeun et auquel on a fait ingérer un demi verre d'eau.

§ 3. — Intestin.

Gargouillements; borborygmes; bruit de flot quelquefois, quand il existe une grande quantité de liquide dans l'intestin.

§ 4. — Foie.

Un frémissement particulier, dans les kystes hydatiques; — un bruit de glou-glou et de souffle caverneux (OUOUOU-OU), dans les cas, très rares d'ailleurs, d'abcès du foie ouverts dans le poumon.

§ 5. — Vésicule du fiel.

Quelquefois, bruit de collision des calculs, sous l'influence d'une pression un peu forte du sté-thoscope.

§ 6. — Rate.

Dans quelques cas d'engorgement de la rate, on a trouvé un souffle systolique, qu'on a attribué à l'artère splénique.

§ 7. — Reins.

On a perçu quelquefois un bruit de collision de calculs existant dans le bassinet.

§ 8. — Vessie.

En adaptant un stéthoscope à l'extrémité libre d'une sonde métallique, introduite dans la vessie, on entend très bien les chocs de la sonde contre les calculs : c'est une sorte de bruit de lime sur un corps dur.

§ 9. — Utérus et ovaires.

On ne perçoit que des bruits de souffles, qui semblent provenir des gros vaisseaux placés derrière ces organes, quand ceux-ci sont fortement augmentés de volume par des tumeurs développées dans leur intérieur.

§ 10. — Vaisseaux de la paroi abdominale.

Ils accusent un *murmure continu* et un *frémissement* sensible à la main, quand ils sont très dilatés, comme cela s'observe dans quelques cas de cirrhose.

Art. VI. — Auscultation obstétricale.

Dans la *seconde moitié* de la grossesse, on entend, par l'auscultation abdominale, deux bruits bien distincts, dont l'un se lie à la circulation de la mère (*souffle utérin*), et l'autre aux battements du cœur du fœtus (*bruit du cœur fœtal*).

§ 1. — Souffle utérin.

Le souffle utérin, qui se montre d'ordinaire vers le quatrième mois, est un souffle doux, d'un timbre variable, et *synchrone au pouls de la mère*.

Entendu le plus ordinairement au bas de l'abdomen, vers les régions inguinales, dans une étendue de 8 à 10 centimètres carrés, il peut se déplacer, disparaître momentanément et se reproduire ensuite sans aucune règle fixe : sa pathogénie d'ailleurs est très contestée.

Son existence est un signe extrêmement probable de grossesse, mais son absence ne suffit pas pour exclure l'idée de la gestation.

§ 2. — Bruit du cœur fœtal.

Le bruit du cœur fœtal ressemble aux battements d'une montre qu'on aurait enveloppée dans un mouchoir replié plusieurs fois sur lui-même. C'est un tic-tac qui se répète de 120 à 150 fois par minute et qui est *beaucoup plus précipité*, par conséquent, que les battements du pouls de la mère.

Ce bruit est extrêmement important, au point de vue pratique.

1° D'abord, comme rien, dans l'abdomen d'une

adulte bien portante, ne peut donner une sensation auditive semblable, on est sûr, lorsque ce signe existe, que l'on est en face d'une grossesse.

2° Sa perception très manifeste, en deux points éloignés l'un de l'autre, fait penser à une grossesse double, et il y a certitude, si le nombre des battements est sensiblement différent aux deux points auscultés.

3° La netteté, la force et la régularité des bruits. annoncent que le fœtus est bien portant ; leur affaiblissement et leur intermittence révèlent qu'il est dans un état de souffrance ; enfin, la cessation complète du bruit est le signe que l'enfant est mort.

4° Le siège du maximum d'intensité du bruit (*foyer d'auscultation*) indique exactement la position du fœtus dans l'intérieur de la matrice et la manière dont il se présentera aux passages, au moment de l'accouchement.

— Un foyer au-dessus de l'ombilic (fig. 90) annonce une présentation du siège ;

— Un foyer immédiatement au-dessous de l'ombilic (fig. 91), une présentation de la tête (crâne ou face);

— Un foyer un peu au-dessus du pubis (fig. 92), une présentation de l'épaule ;

— Enfin, le siège du foyer, à droite ou à gauche

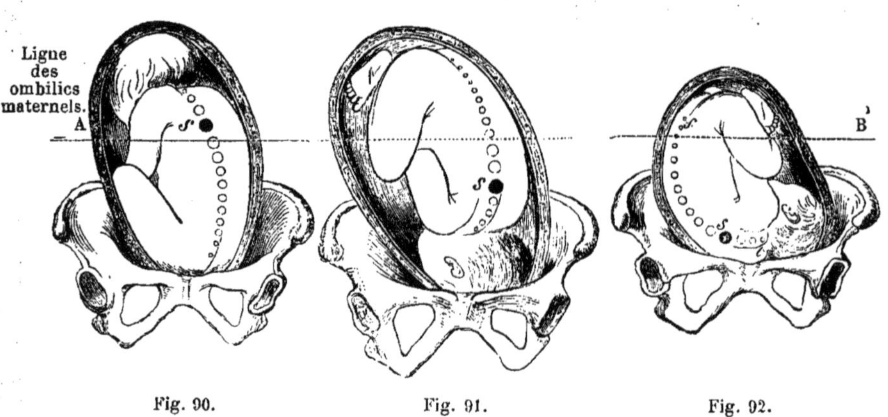

<table>
<tr><td align="center">Fig. 90.
Présentation du siège.</td><td align="center">Fig. 91.
Présentation de la tête.</td><td align="center">Fig. 92.
Présentation de l'épaule.</td></tr>
</table>

(Figures extraites du *Guide de l'accoucheur et de la sage-femme*, par L. Pénard et G. Abelin.)

de la ligne médiane, indique une variété droite ou gauche de la présentation (variétés droites, dans les figures 90 et 91 ; variété gauche, dans la figure 92.

Art. VII. — Auscultation des membres.

§ 1. — Corps étrangers des parties molles.

Si l'on introduit, dans une plaie ou un trajet fistuleux, une sonde armée à son extrémité libre d'un embout de stéthoscope, on distingue très facilement le choc de la sonde contre une balle, une pointe d'acier, un éclat d'obus et, avec un peu d'habitude, il est très facile, au bruit perçu, de distinguer les corps étrangers les uns des autres.

§ 2. — Craquements des articulations.

On entend les craquements, produits par les extrémités articulaires érodées, dans les arthrites chroniques.

§ 3. — Anévrysme des grosses artères.

Le stéthoscope transmet, tantôt un *battement simple*, un TAC ; tantôt un *bruit de souffle ou de râpe*, FFFOU ou KKRRR ; tantôt enfin, une sorte de *bruissement* particulier continu : rrrrrrrr.....

Ce sont souvent des signes de grande valeur dans les cas de diagnostic douteux.

§ 4. — Fracture des os.

La crépitation, transmise à l'oreille par le sté-thoscope, est bien plus intense et manifeste que celle que l'on obtient simplement par les mouvements communiqués aux membres.

§5. — Bourdonnement des extrémités (dynamoscopie).

Quand on introduit, dans son oreille, l'extrémité du doigt d'un sujet sain, on entend un bourdonne-ment sourd, continu, entremèlé de petits pétille-ments. Collongues a fait voir que ce bruit, perçu au niveau des doigts, devient plus fort au début des maladies fébriles, plus faible dans le cours des maladies chroniques, qu'il disparaît sur les mem-bres paralysés et cesse d'être perçu 5 ou 6 heures avant la mort. L'auscultation de la région du cœur, au moyen du dynamoscope de cet auteur, démontre qu'un semblable bruit y existe constamment à l'état normal et ne disparaît de cette région que 12 à 15 heures après le décès : sa disparition serait un signe certain de mort réelle.

QUATRIÈME PARTIE

RÉSUMÉ GÉNÉRAL

I. — AUSCULTATION DES POUMONS.

A. — Maladies à sonorité thoracique normale.

RHUME. — Inflammation des grosses bronches.

Période de congestion.	Période de sécrétion.
— Gros râles secs peu nombreux (ronflements), vers la partie moyenne des poumons : RRROOU, RRROOU.	— Quelques gros râles muqueux vers la partie moyenne des poumons : GLGLGL-GL.
— Toux sèche; pas de fièvre.	— Toux grasse; pas de fièvre.

BRONCHITE AIGUE. — Inflammation des moyennes bronches.

Période de congestion.	Période de sécrétion.
— Râles secs, ronflants et sibilants, peu nombreux, mais répandus dans toute la poitrine : RRROOU, PIIII.	— Râles muqueux moyens disséminés, avec prédominance aux bases : GLGLGL-GL.
— Toux sèche; fièvre modérée.	— Toux grasse; fièvre modérée.

BRONCHITE CAPILLAIRE. — Inflammation des petites bronches.

Période de congestion.	*Période de sécrétion.*
— Râles secs, très fins et très nombreux, occupant toute la poitrine et donnant lieu à une sorte de gazouillement général caractéristique : PIII, PIOU, PSSII, RRROOU.	— Râles muqueux, fins, disséminés dans les deux poumons, mais avec grande prédominance vers les bases : glglgl-gl glglgl-gl.
— *Dyspnée :* fièvre forte.	— *Dyspnée :* fièvre forte.

BRONCHITE CHRONIQUE. — Inflammation chronique des moyennes bronches.

Variété catarrhe sec.	*Variété catarrhe humide.*
— Mêmes signes auscultatifs absolument que la bronchite aiguë à sa période de congestion : Râles secs, peu nombreux, entendus dans toute la poitrine : RRROOU, PIII.	— Mêmes signes auscultatifs que la bronchite aiguë à sa période de sécrétion : Râles muqueux moyens disséminés, plus nombreux vers les bases : GLGLGL-GL.
— Pas de fièvre : chronicité.	— Pas de fièvre : chronicité.

DILATATION DES BRONCHES, toujours accompagnée d'un peu de catarrhe.

Lorsqu'elle existe avec le catarrhe sec, on a :	Lorsqu'elle existe avec le catarrhe humide, on a :
— 1° Les mêmes signes auscultatifs que pour celui-ci : râles secs disséminés : PIII, RRROU.	— 1° Les mêmes signes auscultatifs, aussi, que pour celui-ci : râles muqueux disséminés : GLGLGL-GL.
— 2° En plus, en un point de la poitrine (presque jamais au sommet), les signes d'une caverne sèche : souffle caverneux : OUOUOU-OU et voix caverneuse ou de ventriloque.	— 2° En un point, les signes d'une caverne remplie de mucosités : souffle caverneux : OUOUOU-OU ; voix caverneuse ou de ventriloque ; gargouillement (GLOU-GLOU).

COQUELUCHE. — Inflammation spécifique laryngo-bronchique.

Période de congestion.	*Période de sécrétion.*
— Même auscultation que le rhume à sa 1ʳᵉ période ou période congestive. — Toux spéciale : fièvre aiguë.	— Même auscultation aussi que le rhume à sa seconde période ou période de sécrétion. — Toux caractéristique : peu ou pas de fièvre.

B. — Maladies à sonorité thoracique exagérée (tympanisme).

EMPHYSÈME PULMONAIRE.

— Sonorité exagérée dans les fosses sus et sous-claviculaires.
— Expiration prolongée aux mêmes points : UUU-UUU, UUU-UUU.

ASTHME.

Au début de l'attaque.	*A la fin de l'attaque.*
Signes d'auscultation réunis de l'emphysème et du catarrhe sec : 1° Sonorité exagérée et expiration prolongée UUU-UUU dans les fosses sus et sous-claviculaires (emphysème); 2° Râles sonores, sibilants et ronflants, PIIII, RRROOU, du catarrhe sec.	Signes auscultatifs réunis de l'emphysème et du catarrhe humide : 1° Tympanisme et expiration prolongée de l'emphysème : UUU-UUU. 2° Râles muqueux du catarrhe humide : GLGLGL-GL, GLGLGL-GL.

PNEUMO-THORAX.

Tympanisme au niveau de l'épanchement gazeux ;
Au même point, souffle, voix et toux amphoriques (AOUOU).

C. — **Maladies à sonorité thoracique diminuée (submatité) ou abolie (matité).**

BRONCHO-PNEUMONIE. — Localisée a une ou aux deux bases.

— Râles sous-crépitants fins (glglgl-gl), s'entendant dans l'inspiration et dans l'expiration;
   — Souffle léger, profond, peu distinct : FFFUUU-EUEU ;
   — Crachats striés de sang.

PNEUMONIE. — Localisée a une des bases.

1° Engouement.

— Râles crépitants ne s'entendant que dans l'inspiration : KKKRR-U, KKKRR-U.
— Souffle léger, profond, peu distinct, s'entendant vers la partie centrale du noyau pneumonique : FFFUUU-EUEU.
—Crachats légèrement rosés.

2° Hépatisation.

— Râles crépitants à la périphérie du point malade : KKKRR-U.

—Souffle intense, superficiel, très distinct, vers la partie centrale du foyer : FFFUUU-EUEU.
— Crachats rouillés caractéristiques,

3° Résolution.

— Râles crépitants de retour, s'entendant aux deux temps : KKKRR-KRR.
— Souffle de plus en plus indistinct et qui finit par disparaître.

— Crachats gris-jaunâtres.

4° Suppuration.

— Gros râles sous-crépitants autour du noyau central et s'étendant de plus en plus : GLGLGL-GL.
— Souffle de plus en plus intense dans le noyau central : FFFUUU-EUEU.
— Crachats jus de pruneaux.

PLEURÉSIE. — Localisée a une base.

1re Période.

— Diminution du murmure respiratoire;
—Frottements : RRRA-RRA.

2me Période.

— Souffle léger, profond, indistinct;
— Voix de polichinelle quand on fait parler le malade.

3me Période.

Silence complet dans toute l'étendue de l'épanchement; pas de râles, pas de souffle; aucun bruit normal ou anormal.

4me Période.

— Murmure respiratoire peu net, mais revenant peu à peu.

— Frottements comme au début : RRRA-RRA.

PHTHISIE ORDINAIRE. — Localisée aux sommets.

1re Période.

— *Expiration prolongée* UUU-UUU, indice de l'infiltration tuberculeuse;

— Pas de crachats; quelquefois des hémoptysies.

2me Période.

— *Craquements,* KRRAKRIK-KRRR, indice d'un commencement de ramollissement;

— Crachats striés de lignes jaunes.

3me Période.

— *Râles sous - crépitants,* GLGLGL-GL, signe d'un ramollissement complet;

— Crachats numulaires spécifiques.

4me Période.

— *Signes cavitaires* (souffle caverneux, voix caverneuse OUOUOU, etc.), indiquant une perte de substance;

— Crachats diffluents rougeâtres.

PHTHISIE GALOPANTE. — Localisée aux sommets.

Mêmes signes auscultatifs absolument que ceux de la phthisie ordinaire, la phthisie galopante n'étant autre chose que la phthisie commune avec marche rapide, et symptômes souvent typhiques.

GANGRÈNE PULMONAIRE. — Pas de localisation précise.

Période de sphacèle.

Même auscultation que la pneumonie à sa période de suppuration : — Gros râles sous-crépitants (GLGLGL-GL), autour du noyau ; souffle (FFFUUU-EUEU) au niveau de celui-ci.

Période d'élimination.

— Signes cavitaires : souffle caverneux OUOUOU-OU ; voix caverneuse ou de ventriloque; gargouillement (GLOU-GLOU).

— Crachats noirs-verdâtres d'une fétidité extrême.

CONGESTION ET APOPLEXIE.

Un foyer de râles sous-crépitants fins, glglgl-gl, sur un fond mat.

HYDRO-PNEUMO-THORAX. — Localisé a une base.

Au niveau de l'épanchement liquide : Matité, absence du murmure respiratoire;

Au niveau de l'épanchement gazeux : Tympanisme; souffle, voix et toux amphoriques (AOUOU);

Au point de jonction des deux fluides : Tintement métallique (DINNN) et quelquefois fluctuation thoracique.

II. — AUSCULTATION DU CŒUR.

A. — **Lésions valvulaires.**

Appliquez l'oreille successivement sur chacun des 4 foyers d'auscultation des orifices (fig. 93); — examinez à quel temps

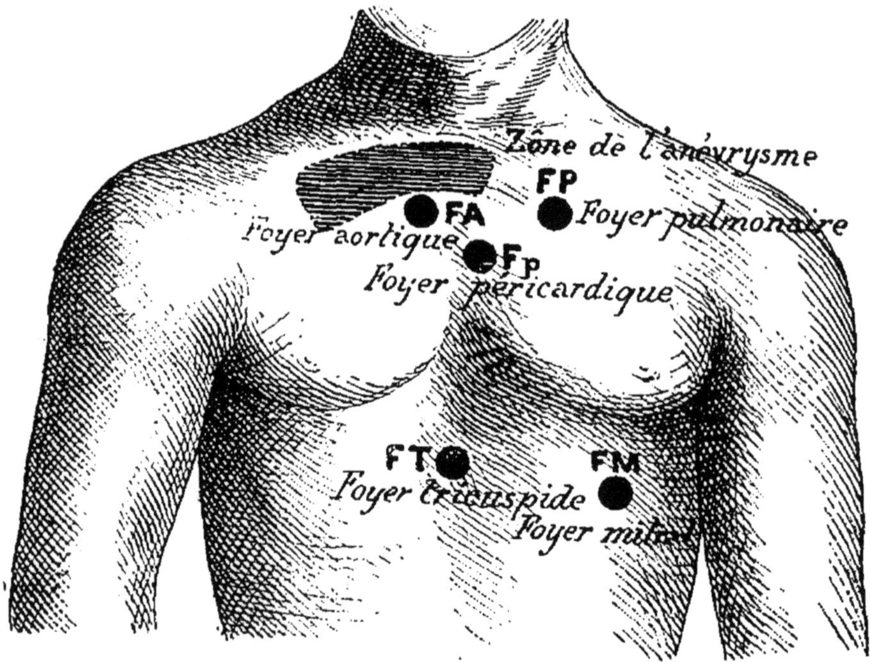

Fig. 93. — Schéma des quatre foyers d'auscultation des orifices·

existe le souffle ; — appréciez exactement le timbre de ce souffle, — et rendez-vous compte et de son intensité et de celle des claquements.

1° Le *foyer d'auscultation montre quel est l'orifice du cœur qui est lésé* : Orifice mitral, tricuspide, aortique ou pulmonaire;

2° Le *temps du souffle fait voir le genre de lésion*, ainsi que l'indique le tableau suivant :

FOYERS D'AUSCULTATION.		BRUITS SCHÉMATIQUES.	BRUITS RÉELS.	SIGNIFICATION.
POINTE.	FOYER MITRAL.	FFFFOU-TAC..... TAC-FFFFOU..... FFFFOU-FFFFOU.	FFFFOU-TAN.... TAC-rrou......... FFFFOU-tata-rrou.	= *Insuffisance.* = Rétrécissement. = *Insuf. et rétréc.*
	FOYER TRICUSPIDE.	FFFFOU-TAC..... TAC-FFFFOU .... FFFFOU-FFFFOU.	PIOU-TAC......... TAC-rrou......... FFFFOU-FFFFOU.	= *Insuffisance.* = Rétrécissement. = Insuf. et rétréc.
BASE.	FOYER PULMONAIRE.	FFFFOU-TAC..... TAC-FFFFOU .... FFFFOU-FFFFOU.	FFRROU-TAC.... TAC-FFFFOU .... RROU-FFFFOU...	= Rétrécissement. = Insuffisance. = Rétréc. et insuf.
	FOYER AORTIQUE.	FFFFOU-TAC .... TAC-FFFFOU .... FFFFOU-FFFFOU.	FFFFOUTT-Ta ... TAC-FFFFOU .... FFFFOU-FOU	= Rétrécissement. = *Insuffisance.* = *Rétréc. et insuf.*

Moyen mnémotechnique : Pointe = IR (l'insuffisance est au 1er temps); Base = RI (le rétrécissement est le 1er).

3° Le *timbre donne des probabilités sur la curabilité ou l'incurabilité :*

Le souffle doux, moelleux, indique des lésions très faibles, souvent même de simples troubles nerveux ou anémiques;

Le souffle dur, rugueux, au contraire, est le signe de lésions anciennes, organisées, incurables.

4° L'*intensité du souffle et des claquements* fournit des indicacations sur l'état du muscle cardiaque lui-même;

Intensité moyenne = état normal : — Intensité forte = hypertrophie : — Intensité faible = atrophie ou dégénérescence.

B. — **Autres maladies du cœur** (par ordre alphabétique).

Anévrysme de l'aorte : S'il existe, sur la zone de l'anévrysme (Voir fig. 93), un centre de pulsations appréciables à la vue, un centre de battements sensibles à la main, un centre de bruits (claquements ou souffles) perceptibles à l'oreille et paraissant indépendants des bruits du cœur, le médecin doit diagnostiquer ou soupçonner un anévrysme.

Angine de poitrine : — Aucun signe auscultatif spécial.

Artério-sclérose : — Au foyer aortique : TAN-TAAN ;

         — Au foyer mitral : PA-TA-TI (bruit de galop);

         — Plus tard, souffle unique, intense, sans foyer précis : PAFOUTT.

Athérome : — Au foyer aortique : TAN-TAAN.

Asystolie : — Claquements faibles, sourds, mal frappés ;
— Souffles faibles, siégeant à presque tous les temps et à tous les orifices.
Chloro-anémie : — Dans le creux sus-claviculaire droit, bruit de *Rouet*, de *Diable* ou *musical* ;
— Au foyer aortique : FFFOU-TAC ;
— Au foyer mitral : FFFOU-TAC.
Endocardite : — 1re période : enrouement du TAC-TAC ;
— 2e période : souffles variables et changeants.
Goître exophtalmique : — Souffle général, intense, sur toute la région du cœur.
Hydro-pneumo-péricarde : — *Bruit de Moulin* : PLIK-PLAK.
Hypertrophie du cœur : — Augmentation de force du TAC-TAC.
Palpitations : — Souffles fugaces et très variables.
Péricardite : — Sèche : — KRR-KRR (frottements) ou TAC-KRR-TAC (bruit de galop) au foyer péricardique (fig. 93) :
Séreuse : — Diminution ou absence complète des TAC-TAC, au même foyer.
Rétrécissement des artères coronaires : — Au foyer aortique : ta-TAC, ta-TAC.

III. — AUSCULTATION DES AUTRES ORGANES.

L'auscultation des autres organes ne fournit des données positives et intéressantes que pour la matrice.

L'auscultation des bruits du cœur fœtal, dans la grossesse, donne, en effet, des indications précises sur la position du fœtus dans l'intérieur de l'utérus.

Un foyer au-dessus de l'ombilic indique une présentation du siège.

Un foyer au-dessous de l'ombilic annonce une présentation de la tête.

Un foyer au-dessus du pubis est l'indice d'une présentation de l'épaule.

Le siège du foyer, à droite ou à gauche de la ligne médiane, indique une variété droite ou gauche de la présentation.

FIN.

TABLE DES MATIÈRES

5811-93. — CORBEIL. Imprimerie CRÉTÉ.